今だからこそ知りたい

臨床で

倫理的問題

にどう向き合うか

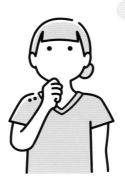

編集 ウィリアムソン彰子

執筆 神戸大学医学部附属病院看護部

照林社

「知識中心」ではなく「考える」倫理教育をめざして

本書は「倫理は難しい。だから、臨床における倫理的課題について話し合うのも苦手」と感じている臨床看護師のみなさんのためにまとめた1冊です。

私は「臨床看護師のみなさんが日々感じている"気がかりやモヤモヤ"を考えることを支援したい」そして「臨床看護師のみなさんが違和感をもった課題を、日々の業務に埋もれさせてしまわないように、発言する力をつけてもらいたい」と願っています。

みなさんの声によって、患者さんと家族が、より幸せになれることを実感してほしいのです。なぜなら、それこそが、みなさんが看護師として担う社会的存在価値だと思っているからです。

私は、約15年前から、年間10回以上の倫理研修会の依頼を受けてきました。その多くは、講義を中心とした研修ではなく、「演習やディスカッションを中心とした内容としてほしい」という要望でした。

最初のころは、典型的な倫理的課題が含まれている事例を準備し、グループでの検討と全体での共有、それに対する講師からのコメントをフィードバックするという形式で研修を行ってきました。しかし、何年か「教材として準備した事例を何度も繰り返し解説する」スタイルの研修を行ってみて、「この形式では、倫理に関心を持って集まってくれている参加者が、臨床実践につながる本当の意味での学びを得られないかもしれない」と感じるようになりました。そこで、参加者から事例を提供してもらい、リアルな臨床での事例をもとにグループ検討をする形式に変更してみました。

この形式であれば、深い学びを得られ、参加者の満足度もより高くなるだろう、と予測していたのですが、研修後のアンケートでは「グループ検討が深まり研修参加への満足度が高くなった」という意見も、「模擬事例のような解説が提示されないため不消化感を抱いた」という意見もみられました。

もちろん、グループ数によっては講師がファシリテートに回れなかったり、全体共有の間の発言・質問しやすい場づくりが不足していたり、といった問題もあるでしょう。しかし、臨床の倫理カンファレンスでも、このような不消化感をもったまま倫理カンファレンスを終え、モヤモヤした思いを抱えながら業務を行っている看護師が少なからずいるのではないか、そのような看護師のみなさんの不消化感を少しでも改善したい…。そう考えたとき、本書のコンセプトが固まりました。

①まず、主な思想の要点を知識として確認しましょう

　今、みなさんが「倫理」として理解していることは、倫理学の一部分です。また、私たちが学ぶ看護職の倫理規範は、他の専門職と異なるため「看護倫理」なのです。そのことに気づくことができれば、倫理カンファレンスで「同じ患者さんについて意見交換をしているのに、意見が相違する」という状況が生じる理由が、腑に落ちると思います。

②倫理は「個々の道徳に基づくもの」という前提を理解しましょう

　倫理学（ethics）は、
　・人と人との関係を律する規範・原理・規則など倫理・道徳を研究する哲学（大辞泉）
　・人間の行為を律する道徳（moral）の本質を問う学問（明鏡国語辞典）
です。
　道徳とは、ある社会で、その成員の社会に対する、あるいは成員相互間の行為の善悪を判断する基準であり、法律のような外面的強制力を伴うものでなく、個人の内面的な原理（広辞苑）です。
　すなわち、道徳は「個人の内面にあるものだ」と理解できれば、その「道徳思想が異なる人の間での倫理的判断は同一とならない」ということが理解できるでしょう。

③絶対的な正解はなく、自分なりの正解をみつけるのが倫理学だと理解しましょう

　でも「結局、どちらが正しいのかを明確にしてほしい」という欲求をもつ方もいるでしょう。
　本書は、その答えを、読者のみなさん自身がみつけられるように構成してあります。
　本書のPART 3は、倫理カンファレンスに基づく展開となっていますので、カンファレンスへの参加者として読み進めていただければと思います。事例を提供してくれた当院のスペシャリストとともに考えていただき、本書を読み終わるころには、自分なりの答えがみつかるはずです。

2024年5月

ウィリアムソン彰子

PART 3 事例でみる倫理的調整の実際

PART 4　倫理カンファレンス活性化のポイント

装丁・本文デザイン：森田千秋（Q design）

本文イラスト：仲本リサ／かたおか朋子

本文 DTP：広研印刷

●編集●
ウィリアムソン彰子　神戸大学医学部附属病院看護部副看護部長

●執筆●
神戸大学医学部附属病院看護部
〈五十音順〉
石井美洋　　　　　　　（認知症看護認定看護師）
石井裕輝　　　　　　　（慢性心不全看護認定看護師）
今西優子　　　　　　　（がん看護専門看護師）
ウィリアムソン彰子　　（副看護部長）
植松美和　　　　　　　（脳卒中リハビリテーション看護認定看護師）
上岡美和　　　　　　　（摂食嚥下障害看護認定看護師）
北逵孝和　　　　　　　（急性期認定看護師）
木村有里　　　　　　　（がん看護専門看護師）
別府聖子　　　　　　　（慢性呼吸器認定看護師）
森本紗代　　　　　　　（新生児集中ケア認定看護師）
物袋哲也　　　　　　　（救急看護認定看護師）
吉次育子　　　　　　　（救急看護認定看護師）

2024年5月現在

倫理に関する
基礎知識

倫理的問題は、臨床の至るところに存在しています。かかわる人たちが抱く「自分なりの正解」が、対立・葛藤した状態が倫理的問題なのだ、ともいえます。

倫理的問題に絶対的な正解はありません。「現時点で最善と思われる対応」をそのつど考え、かかわる人たちと倫理カンファレンスをもって話し合い、そのつど方向性を決めていくしかないのです。

ここでは、前提知識となる「倫理ってどんなもの?」をみていきます。

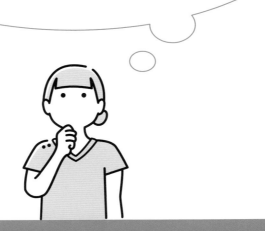

倫理の知識を学ぶ

倫理的問題は身近なところにある

みなさんは、日々、臨床で看護実践を行うなかで「これでいいのかな？」とモヤモヤした思いを抱えてはいませんか？　そのモヤモヤの多くは、倫理的問題をはらんでいます。

モヤモヤした思いが生じるのは、そこにジレンマ、すなわち「どちらが正しく、どちらが間違っているのかがはっきりしない微妙な問題」が存在するからです。

■看護業務におけるジレンマ

看護師は、24時間をとおして最も近くで患者にかかわる専門職です。そのため、日常の看護ケアにおいて「これでよいのだろうか？」というジレンマを感じることがあるでしょう。

例えば「終末期患者の体位変換や頻回な痰の吸引などは、どこまでするか」といった場面を考えてみます。定期的な体位変換は、褥瘡や肺炎を予防するために不可欠です。でも、それによって患者の苦痛が強くなる場合はどうでしょう。ジレンマが生じませんか？

また、患者と家族、家族間での意見の相違によって患者の自律が尊重されない場合にも、ジレンマが生じます。例えば「患者が配偶者と話し合い、ベストサポーティブケアの方針となっていたのに、これまで一度も見たことのない子どもがやってきて話を覆し、治療や入院継続を希望する」などです。

効率よく看護ケアを提供することだけを重要視すると、患者の自律性が損なわれてしまいます。看護師には、いかなる場合でも「人間としての尊厳や権利を尊重して行動すること」が求められます。そのため、患者の自律性を尊重しながら、効率よく看護ケアを提供するにはどうしたらよいか、看護スタッフあるいは医療チーム全体で業務改善に向けて話し合う必要があります。

■職種間でのジレンマ

近年、チーム医療が推進されています。多くの診療科や専門職がかかわるなか、それぞれの価値観の違いから、患者にとっての最善について意見が対立することもあるでしょう。このような場面で、もし「誰か1人の意見が優先」されていたとしたら、それは本当に最善の判断といえるでしょうか？　いえませんよね。

医療は不確実性を含むので「患者にとっての最善＝患者が望む結果」とならないこともあります。

だからこそ、かかわる人の価値観（何を大切にしているか）を互いに理解したうえで、患者にとっての最善とは何か、合意形成に向けて話し合う必要があります。

臨床では、倫理的問題を解決するために、多職種で倫理カンファレンスを行います。ここでは、倫理カンファレンスを行う際に、私たち看護師が知っておくとよい倫理学の知識を、以下の分類ごとに説明していきます。

図1 倫理学の分類

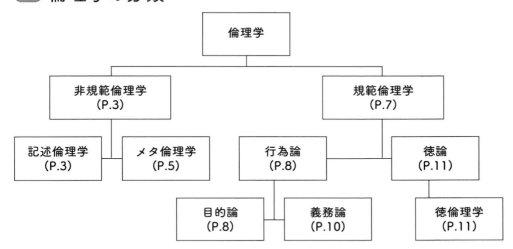

非規範倫理学は「倫理の基本」となる概念

倫理理論や倫理思想といった研究領域は、記述倫理学または倫理思想史と呼ばれます。これらの記述された倫理思想は、現実で生じる倫理的課題に対処するときの「理由づけ」として活用される知識です。

倫理的判断を行うとき、倫理理論を理由づけに使用するためには「ことばの意味が共有されていること」が前提条件となります。そのため

に、用語の意味について分析研究するのがメタ倫理学という領域です。規範や価値を示すのではなく、「倫理的判断に必要となる概念を共通認識するための説明」が、メタ倫理学の目的となります。

ここで、医療現場で触れることの多い倫理用語について、分類に沿って確認していきましょう。

まずは基本となる「倫理原則」をおさえる

倫理原則は道徳的判断の形成のために中心となる概念です。では、医療・看護で必要となる倫理原則を確認しましょう。ここでは、看護実践に重要な倫理原則[1]を紹介します。

臨床につながる ワンポイントアドバイス

倫理原則を「守らなければならないもの」と認識すると道徳的ジレンマが生じます。今、自分のなかにあるモヤモヤとした気持ちがなぜ起きているのか整理するために活用することをお勧めします。

■善行と無害：害を及ぼさない、よい治療・ケアの実践

善行は「よい行いをすること」、無害は「害を与えないこと」ですが、医療現場では、この2つを同時に守ることが難しい場面があります。

まず、治療のために苦痛が伴う場面を想像してみてください。治療は「善行」ですが、苦痛を与えることは「無害」とはいえません。

では、効果を見込んで治療を勧めても、患者がどうしても受け入れず、治療を実施しない場合はどうでしょうか。患者の希望は叶うため、患者にとっては「善行」も「無害」も守られます。医療者には「善行とはいいがたい」と感じる場合もあるでしょう。しかし、これで善い行いかを判断できるのは、患者本人のみなのです。

■正義：望ましい状況を判断すること

公平（fairness）は「行動や結果が、人々の間で平等であること」です。誰もが特定の規則や基準に基づいて適切な扱いを受けることで、結果に偏りがない同じ機会をもつことを意味します。

公正（justice）は、より広範な概念で「社会的な均等や個々の権利の保護、または適切な報いや罰を含む、より包括的な道徳的原則や価値観」をさします。法や制度のもとで平等に扱われることを意味します。

医療において、限りある資源を分配する場面は日常的に発生します。その際は「公平と公正どちらを重視すべきか」をまず判断するとよいでしょう 図2 。

図2 公平と公正

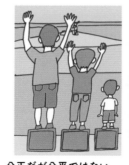 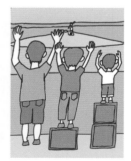

公正だが公平ではない
・踏み台の数は同じだが、全員が野球を楽しめているわけではない

公平だが公正ではない
・踏み台の数は異なるが、同じ目線の高さで野球が楽しめている

■自律：自分のことは自分で決める自由

自律（autonomy）は、自分自身の価値観や信念に基づいて決定を下し、その意思に従って行動する自由を意味し、しばしば個人の尊重、人権と関連づけられます。

自律には「個人の責任は個人が有する」という意味も含まれます。自己決定能力をもつ個人は、自らの行動や選択に対して責任を負うことができると考えます。

■誠実：正直に真実を告げること

誠実（sincerity）は、嘘偽りなく正直であること、真実を告げることを意味します。誠実であることは信頼や信用を築くための基盤となります。

誠実な人は、自分の言動が他者に対して正直で、言葉や行動に一貫性があります。他人を欺いたり、虚偽を述べたりもしません。信頼や信用は、誠実な行動に基づいて構築され、信頼している人々は互いに協力して助け合います。

■忠誠：主に組織に忠実であること

忠誠（loyalty）は、他者や組織に対して誠実であることをさし、個人と組織やグループとの関係において、特に重要視されます。忠誠心がある人は、組織の目標や価値観に賛同し、その目標や価値を支持し推進することができます。

忠誠心は、個人と個人の関係においても重要です。忠誠心があることは相手への信頼や尊重を示すことにつながり、関係の強化に役立つからです。

しかし、忠誠心の度が過ぎると、自己の信念や原則を犠牲にしてしまう危険が生じます。そのため、患者や関係者（家族など）の忠誠心は慎重に扱う必要があります。

例えば、養育者に依存するしかない子どもの場合、両親に対する忠誠心は当然強くなります。成人した家族どうしであっても、患者が誰かに配慮して、自分の本当の意思を表出できないこともあります。そのことに気づいたなら、看護師は、患者をエンパワメントする（本来もつ力を引き出す）またはアドボケイトする（代弁者として擁護する）役割をはたすことが求められます。

メタ倫理学の「主要な概念」をおさえる

■アドボカシー：「患者の代弁者」として患者の権利を守る

看護におけるアドボカシー（advocacy）は、患者・家族の権利を守り、最適な医療や健康ケアの提供を支援するための重要な役割を果たします。看護師は、医療者チーム内で患者と家族の代弁者として発言し、彼らが適切な情報を得て意思決定できるように支援します。

個々の患者に対する直接的な支援だけでなく、医療制度全体の改善のために、患者・家族の代弁をすることも、看護師の大切な役割の1つです。制度に訴える活動によって医療提供体制が改善され、より公正で包括的な医療ケアが提供されることが期待されています。

■パターナリズム：自律を妨げる「父権主義」的な考え

現代の医療倫理では、患者中心のアプローチが重視され、患者の自己決定権を尊重することが強調されています。

しかし、時として、患者・家族の意思決定より、医療者が行った「患者のために最善の意思決定」が優先されることがあります。適切な説明と同意が得られていない場合、医療者が患者の意思決定の権利を奪ってしまうことにつながります。その背景に潜むものが、強者が「弱者のため」と本人の意思にかかわらず勝手に決めてしまうパターナリズム（paternalism）です 表1。

患者・家族の意思決定を支えるために、看護師がインフォームドコンセントに同席することが求められています。

表1 パターナリズムの例（医師の場合）

医師の権限と責任	●医師は患者の健康に責任を持ち、医の倫理に基づき専門知識をもって患者・家族に治療方針を提示する ●その提案には、患者のために最良であるというパターナリズムが存在している可能性がある
患者の自己決定権の制限	●医師が、患者のために最善の判断を行うことが前提であるとき、患者の自己決定権が制限されている可能性がある ●患者の自律的で最善の意思決定を支援するためには、患者への丁寧な説明と合意取得が必要となる

■プラグマティズム：現代の医療・看護の基盤となるアプローチ

医療におけるプラグマティズム（pragmatism）は、治療や医療介入の選択において、特に実用的で効果的な方法を重視する哲学的アプローチです。特徴を以下にまとめます。

- **実践的なアプローチ**：最適な治療法や介入方法を選択する際に、実際の経験やデータに基づいた判断が重要とされること
- **効果的な結果の追求**：治療や医療介入の目的を、患者の健康を最大限に改善するために効果的な治療法や介入方法をみつけることを重要視すること
- **個々の状況への適応**：患者の個々の状態やニーズに応じて、最適な治療法や介入方法を選択すること
- **経験と知識の活用**：医療の現場では、過去の経験や臨床的な知識をもとに、現在の問題に対処するための実践的な方法が求められること

すなわち、医療者が科学的データに基づいた判断をするにあたり、患者の意向が軽視され、患者の自律が尊重されない危険が生じうるわけです。

■ケアリング：「看護ケアの本質」を示す概念

ケアリング（caring）は、患者やその家族、または他の人々への思いやりや共感、支援を表す概念です。

ケアリングは、ケアの専門家である看護師にとって重要な概念です。一般的には「気にかけること」「思いやり」「世話をすること」という意味ですが、看護師はそれらを患者や家族に対して実践する専門職です。知識として知っているだけでは不十分であり、いかに患者に寄り添い、自分ごととして受け止め、実践に移せるかがケアリングの倫理です。そのケア実践のなかには、あなたの倫理観が内在し、看護師としてのありようが表現されています。

表2にケアリングの重要な側面を示します。

表2 ケアリングの重要な側面

思いやりと共感	●ケアリングは、患者やその家族に対する思いやりや共感を表す
	●患者の立場や感情を理解し、ニーズや希望に真摯に向き合うことが重要となる
個別化されたアプローチ	●ケアリングは、異なるニーズや価値観をもっている個々の患者に合わせて、個別化されたアプローチを提供することを重視する
コミュニケーションと連携	●ケアリングは、患者やその家族とのオープンで効果的なコミュニケーションを重視し、彼らと連携して治療計画やケアプランを立案する
緊密な関係の構築	●ケアリングは、患者やその家族との間に信頼や尊重を築くことで、より効果的なケアが提供されるとされる
人間中心のアプローチ	●ケアリングは、患者やその家族を人間として尊重し、彼らの尊厳やプライバシーを尊重することを重視する
	●患者が主体的に関与し、自己決定権をもつことが重要である

メイヤロフは著書『ケアの本質』[2]で、誰かをケアするためには、「その人がどんな人なのか」「その人の力や限界がどれくらいなのか」「その人の求めていることは何か」「その人の成長の助けになることはいったい何か」「その人の要求にどのように応えるか」「私自身の限界はどのくらいか」を知らなければならないとしています。

規範倫理学は「その人の倫理観」の理解につながる

規範倫理学は「何が正しい行いなのか（行為論）」「どのような行為が善いのか（徳論）」という問いに答えようとする学問領域です。ここで注意したいのは「正しいことと、善いことは異なる」ということです。

例えば、医師から「患者の家族が告知を望んでいないから、病名告知はしない」と方針が示された場面について考えてみましょう。

この場合、「看護師は医師の指示に従うべきだから告知をしない方針が正しい」と考えて告知しないのが、行為論に基づく判断です。一方、「家族の想いに寄り添い、現時点では告知を急がないほうが善い」と考えて告知しないのが、徳論に基づく判断です。結果は同じでも、どのような倫理観に基づいて判断し選択したのかを他者が目視することはできません。つまり、行為からは倫理観を推測することしかできず、理由を説明してもらって初めてその人の倫理観が

確認できる、ということになります。

　私たち看護師は、患者とその家族のアドボケート（代理人）として、善い行いを選択しなければなりません。その判断は、個々の看護師のもつ倫理観によって異なるため、その判断の一助となる理論をおさえておく必要があります。

　それでは、まず、行為論のなかで代表的な「目的論（帰結主義）」と「義務論」を紹介します。

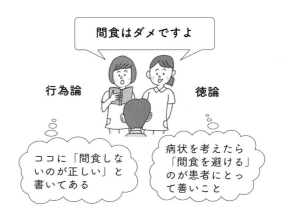

行為論　ココに「間食しないのが正しい」と書いてある

徳論　病状を考えたら「間食を避ける」のが患者にとって善いこと

行為論① 目的論では「誰にとって善いことか」を重視する

　目的論は、その行為がもたらす結果（帰結）によって善悪を理由づける考え方です。その行為がめざす利益や幸福が「誰のものなのか」によって、以下の3つに分類されます。

- **利己主義**：自分だけの利益や幸福を考える
- **利他主義**：自分の利益や幸福よりも他者の利益や幸福を優先すべきと考える
- **功利主義（公益主義）**：「自分を含む他者」の利益や幸福を考える。社会全体（公共）の幸福を最大化することをめざす考え

　ここでは、公共のサービスである医療現場で重要となる考え方である功利主義についてみていきましょう。

> ### 臨床につながる ワンポイントアドバイス
>
> 功利主義は社会全体の幸福をめざす考え方で、「多数の幸福が実現するのなら、自分が不幸になることを受け入れる」ことにもなります。

■ベンタムによる功利主義：最大多数の最大幸福をめざす[3]

　ベンタム（1747-1832年）は、人間が感じる快楽と苦痛は定量的に把握でき、快楽から苦痛を引いたものが幸福であると考えました。つまり、「幸福」という結果（帰結）から行為の善し悪しを考えるわけです。

　ベンタムは、その行為がもたらす快楽と苦痛の数量化をめざし、快楽（善）が苦痛（悪）を上回る行為を推奨すべきと考えました。道徳的に善い行為は幸福の総量を増大させる行為、道徳的に悪い行為は幸福の総量を減少させる行為となります。

　ただし、幸福の増大につながると感じる指標は個人によって異なるため、いくら数量化して最善と思われる選択肢を選定しても、それがその人にとって最善かはわかりません。

■ミルによる功利主義：その人の意思決定に他者が過剰に干渉しない[4]

　ミル（1806-1873年）は、心を込めて忠告をしてもなおその人が選んだ生き方をしようとしているなら、それ以上干渉せず、自由にさせるべきと考えました。成人が自分にとっての不利

益を十分に理解したうえで、不利益な（と思える）意思決定をした場合、他人や社会はそれに干渉してはならない、という考え方です。

医療現場では、特に病名告知や治療の方針について、患者を取り巻く関係者（医師、看護師、その他の医療者、患者・家族）の間で意見が1つにならず、悩む場面に遭遇します。

家族の位置づけは、ミルのいうところの「他人」なのか…と悩むこともあるでしょう。例えば、意識のない患者の代弁者としての家族、被擁護者（認知症や精神疾患のある人、子どもなど）にとっての家族は代弁者であり、他人として扱いきれない状況もあるからです。

だからこそ、患者を取り巻く関係者と家族で「患者の望む人生」についてともに話し合うことに意義があると考えます。

■功利主義では「幸福はあくまで副産物」として位置づけられる

人々・社会全体にとっての「幸福とは何か」を探求したミルの最終的な主張は「幸福は、幸福になることを目的としない場合にみつけられる」というものでした。

人生で味わう快楽には、社会的に有意義な活動に参加することによる「やりがい感」や他者の役に立てたと感じる「満足感」なども含まれます。もてる能力を発揮し、自分のやるべきことに注力して目標を達成した副産物として「幸福」が得られる、とミルは考えたのです（質的功利主義）。

図2をみてもわかるように「利他主義＝自分自身のことを考えていない」ということではなく、「自分の幸福のことは他者が考えてくれている」ので、社会全体が幸福となる状況をめざすべきだ、ということを意味しています。

図2 ▶ 利己主義と利他主義

利己主義

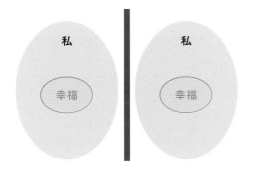

自分の幸福だけ考えている状態
は、人と人を分断する状況

利他主義

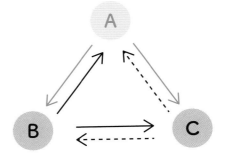

利他主義の社会では結果として全体が
幸福になる＝功利主義

行為論② 義務論では「道徳律に基づく行為＝善」と考える

義務論は、行為者が「道徳法則に基づいて行為するか否かで、行為の善悪を判定する」ものです。そのため、前述の目的論（功利主義）と対比されます。

目的論のように行為の結果を観察して善悪を判定せず、人に内在する道徳規範を問うことから、自己診断によることになります。では、代表的な義務論をみていきましょう。

■カントによる義務論：自分の道徳律に基づく行動が「正しい」とするもの[5]

カント（1724-1804 年）は、尊厳（人格は、それが役に立つから価値があるのではなく、存在することに価値がある）を概念づけた人物です。

また、カントは、自律（人間は理性をもって行動できる存在）の概念を導き出し、自律的に行動すべしという義務を論じました。人間の真の自由は、自律的な行動、つまり自分で目的を定め、ルール（道徳律）を決めた場合のみに生まれる、と考えたわけです。

ここでいう「道徳的に正しいといえる行為」は、いっさいの利己心や下心なく、純粋に義務を尊重してなされた行為だけをさします。つまり、その行為の道徳的正しさは、行為を行う人の意思から判断するもので、行為の結果から判断するものではない、という考えです。

臨床につながる ワンポイントアドバイス

カントが登場する前、人間の行動原理は「神や支配者の啓示によるもの」から説かれていました。カントはこうした思想を「他律的」であるとして批判し、自律という考え方に至ったわけです。

看護師として判断に苦渋するとき、ふと「医師が出した方針だから」「家族が強く主張しているから」という理由で自分の考えを決めてしまっていることはありませんか？ 「看護師である私は患者の代弁者である」という道徳律を自分自身で守ること、そのことが看護師としての自律を支えることになります。

詳しく 道徳的な対立は「方針の違い」によって生じる

カントは、人は、誰しもが自分なりの方針（格率）をもって生きていると考えました。
例えば「A：自分の格率を優先させて生きる」「B：できる範囲で他者の格率を大切にする」という2つの格率があるとします。複数の人がAの格率を有するなかで「自分はBを選択」すると互いの利益が競合してしまいます。しかし、多数がBの格率を有する場状況下で「自分もBを選択」すれば、対立が生じることは少ない（＝誰からみても善い判断となる）わけです。
カントが道徳法則にかなうとした格率の例は、以下の4つです。

①自殺しない　　　　③自分の才能を伸ばす
②偽りの約束をしない　④他人に親切にする

これらは、互いの利益が対立することはなく、善い人として生きる方針となる、ということです。

■ロールズによる義務論：「弱者を優先すること」が社会的正義の実現につながる[6]

ロールズ（1921-2002 年）は、「どのような原理に基づいた社会をつくれば、正義にかなった社会になるか」という問いに取り組み、正義論を提唱した人物です。

ロールズは、人々が社会的基盤を構築する際は、無知のベールのもとで行われた公正な手続きを通じて行動すべきだと考えました。人々が所属する社会のルールを決定する場につくときは、有利・不利に影響する性質（例：社会的地位、人種、出生地、才能、健康状態など）がわからない状態にして「自分がよいと考える生き方」について話し合うべきだ、と唱えたのです。

人々が特定の立場や状況に基づく自己利益を優先することなく、公正で公平な社会的基盤を構築すること、そして、個人の自由と平等を尊重し、社会的不平等が存在する場合は最も不利な立場にいる人々に最大限の利益をもたらす形で組み立てることをロールズは提案したのです。これを医療の現場に当てはめて考えてみましょう。

● 医療を平等・安全に提供する目的で作成している「ルール（手順やマニュアル）」は、どのように決定されているでしょうか？
● その決定のプロセスに、看護師として参加・発言しているでしょうか？

私たちは、看護師として「最も優先されるべきは、最も不利な立場にいる患者である」ということを忘れてはいけないのです。

徳論は「善い人」の考え方・行動を考えるもの

徳の倫理は、個人の品性や行動に焦点を当て、その善悪を判断する倫理学の分野です。

徳の倫理は、美徳や善行の発展を通じて、個人と社会がよりよい未来に向かって成長することをめざしています。では、その代表的な思想をみていきましょう。

■アリストテレスによって提唱された「徳」の概念[7]

アリストテレス（紀元前 384-322 年）は「人が幸福を追求するためには、徳を発展させ、それを実践することが重要だ」と主張しました。

アリストテレスの徳の倫理に含まれる重要な概念を表3にまとめます。

ちょっと！

詳しく　「知恵」は現代の看護でも重要な概念

ここで、アリストテレスが、徳の中心的な要素とみなした「知恵」について、臨床現場の例に当てはめて考えてみましょう。

疼痛を訴える患者に対し、医師から出ている包括指示のなかから1つを選択して実施する場面を思い浮かべてください。この場面で、看護師には、患者の状態をアセスメントする知識、薬剤に対する知識、薬剤の投与方法を選定する知識などが求められていますね。善い行いをするためには、必要となる知識（知恵）をもっていなければならない、ということがわかるでしょう。

表3 アリストテレスによる「徳の倫理」の概要

徳（Arete）アレテー	● よい状態にあり、その機能を完全に発揮すること ● 人間の徳は、適切な行動や資質を発展させ、それを実践することによって獲得される、という教え
知恵（Phronesis）フロネーシス	● 実践的な理性、個々の状況や状態に応じて最善の行動を見きわめる能力で、徳の中心的な要素となるもの ● 知恵は、徳を発展させ、中庸を実現するための重要なガイドとなる
中庸（Mesotes）メソテース	● 極端な行動や感情を避け、中庸のなかでバランスを取ることによって「徳を持つ」ことが達成されるという考え ● 個々の徳の中間点に到達することによって、最高の幸福が達成される
友愛（Philia）フィリア	● 徳を発展させるうえで重要な役割を果たし、個人と共同体の幸福に貢献するもの

■孔子による儒教の中核的な原則の 1 つが「徳」である

　孔子（紀元前 551-479 年）[8] は、人々が善を追求し、倫理的に優れた人格を養うことに焦点を当てました。孔子は、個人の品性と行動を形成し、社会的秩序を維持するために重要な 5 つの主要な概念と原則を説いています 表4 。

　これら儒教の教えは、神道と融合し、日本人の思想に強く根ざしていることを、思想家である新渡戸稲造が『武士道』で述べています。

表4 孔子による「五常の教え」の概要

仁じん	● 人間愛、思いやり、慈悲 ● 他者への心配りや思いやりを持ち、愛情深く接すること ● 仁を実践することは、社会的な調和と共生を促進し、個人の成長と発展を支援する	孔子の思想の中心的な概念
義ぎ	● 正義、道徳的な行為、公平さ ● 正しい行動や正義の実践、公平な判断を行うこと	
礼れい	● 礼儀、礼節、礼儀正しさ ● 社会的な規範や慣習に従い、相手を尊重し、礼儀正しく接すること ● 礼を実践することは、相互尊重と社会的な秩序を促進し、人々の間の和解と調和をもたらす	
智ち	● 知恵、知識、賢さ ● 学識を広め、知識を深め、賢明な判断や行動をとること	
信しん	● 信頼、誠実さ、信用 ● 他者との約束や契約を守り、誠実で信頼できる人物であること ● 個人が感情や欲望に支配されることなく道徳的な行動をとるために自己を統制する必要がある	

（ウィリアムソン彰子）

引用文献

1）Fry ST, Veatch RM. Case studies in nursing ethics 3rd ed. Jones & Bartlett, Boston：2006.
2）Meyerroff M著, 田村真, 向野宣之訳：ケアの本質. ゆみる出版, 東京, 1987.
3）Bentham J著, 中山元訳：道徳および立法の諸原理序説. 筑摩書房, 東京, 2022：45-69.
4）Mill JS著, 関口正志訳：自由論. 岩波書店, 東京, 2020：14-54.
5）Kant I著, 中山元訳：道徳形而上学の基礎づけ. 光文社, 東京, 2012：22-36.
6）Rawls J著, 川本隆史, 福間聡, 神島裕子訳：正義論 改訂版. 紀伊國屋書店, 東京, 2010：510-529.
7）Aristoteles著, 渡辺邦夫, 立花幸司訳：ニコマコス倫理学（上・下）. 光文社, 東京, 2015：40-48.
8）吉原二郎：孔子に学ぶ「五常の教え」. 幻冬舎, 東京, 2021：129-137.

考える倫理：医療における応用倫理

応用倫理学は、医療に限らず社会全体において「さまざまな場で生じる多様な課題」について考えるものです。ここでは、看護師が臨床で

かかわる生命倫理、医療倫理、看護倫理、組織倫理について解説します図1。

図1 医療における応用倫理

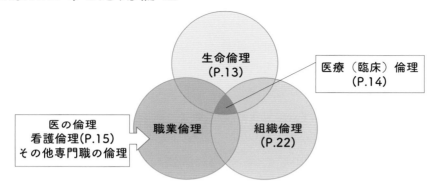

生命倫理
(P.13)

医療（臨床）倫理
(P.14)

医の倫理
看護倫理(P.15)
その他専門職の倫理

職業倫理

組織倫理
(P.22)

生命倫理：「生命の始まりと終わり」を考えるもの

生命倫理学で扱うテーマは、医療技術の進歩により変遷してきましたが、主に命の始まりや終焉に関することを取り扱ってきました。

基本的には、生命維持が「善」、生命が終わることは「悪」となりがちです。しかし、命の

始まりをコントロールする手段や、命の終わりを延長する手段の増加に伴い、倫理的な課題も増えています。

ここで、少子高齢化を背景として、最近話題となっているテーマをおさえておきましょう。

■生命の始まりに関するテーマ：不妊治療にかかわる諸問題

日本では人口減少に歯止めがきかない状況となっています。子どもを授かりたいと願う夫婦に対する不妊治療を推進するためにも、診療報酬の支払い対象とする動きがますます加速することが見込まれます。

不妊治療に関連し、人工授精に関する技術、

出生前診断や遺伝子組み換えの技術が確立されつつあります。すなわち、幸福な結果を得ることと同時に、その技術を用いることの賛否や、その結果に対する是非が問われているのです。

出生に関する倫理的問題の特徴は、生まれてくる子どもの意思決定を確認できないことで

す。そのため医療者は、養育者となる両親の意思決定によって医療措置を行うことになります。それらの医療措置に関する説明と同意の場においては、生まれてくる子どもの幸福について、養育者となる両親とともに考え、意思決定を支援しましょう。

■生命の終わりに関するテーマ：延命治療や看取りにかかわる諸問題

日本人の平均寿命は、男性約81.4歳、女性約87.7歳です（2021年時点）。医療技術の発展により、日本は世界に誇る長寿の国であり続けています。

延命を目的とした治療を行った後、脳死状態となった患者の判定と臓器移植の問題、命は長らえたとしても苦痛を伴う場合の安楽死の問題、がんや心不全の終末期の看取りの問題など、議論を尽くしても正解は1つにならない課題がたくさんあります。

生命の終わりに関する意思決定では、本人の意思を確認することが可能です。しかし、その確認が取れていない場合や、確認が取れていてもそのとおりに進められない場合など、新たな課題が生じています。そのため、どのようにして患者本人の意思を確認し、その意思に沿った医療を進められるかが課題となります。

また、医療の専門家の知識による善悪の判断と、患者本人の判断が同一とならない場合、医療者は倫理的ジレンマに陥ることになります。その判断が「患者にとっての幸福」であることが期待されます。

医療倫理：「価値観の違い」を考えるもの

医療倫理では、医療者側の価値観と医療を受ける側である患者や家族の価値観をどのように調整し、合理的に説明するかについて考えます。

最近の医療倫理で話題となるテーマとしては、患者中心のアプローチや自己決定の尊重などが挙げられます。その実現に向けて注目されているのがACP（アドバンス・ケア・プランニング：advance care planning）です。

ACPは、個人が自分自身の医療やケアに関する意思や希望を考え、文書化し、医療やケアのプロセスに組み込まれることをめざしています。医療におけるパターナリズム（P.6）やプラグマティズム（P.6）の是正に向けて、医療者全体で取り組んでいくとよいでしょう。

■ ACP：患者の意向と家族の意向が調整できるように支援する

ACP（人生会議）で話し合うべき4つのことを 表1 に示します。

話し合いの場面で、医療者は「患者の意思決定」を中心に据えますが、家族の意向も軽視できません。その狭間で調整役となる看護師の苦悩についても、話し合いによって方向性を見いだしていくしかないのです。

「命の終焉」の話し合いは、時間的に切迫し

ている場合や、勇気を要する場面もあります。その場に立ち会う看護師として発言できるこ

と、それが専門職としての倫理だと考えます。

表1 ACPで話し合うべきこと

①患者本人の気がかりや意向
②患者の価値観や目標
③病状や予後の理解
④治療や療養に関する意向や選考、その提供体制

臨床につながる
ワンポイントアドバイス

人生会議の詳しい進め方は、厚生労働省の人生会議学習サイト（https://www.med.kobe-u.ac.jp/jinsei/）に示されています。

看護倫理：「看護師のあるべき姿」を示すもの

『看護職の倫理綱領』[1] は 2003 年に日本看護協会より初版が公表され、2021 年に改訂されました。これは、看護師が看護師としての判断をするための基準であり、それを社会の人々に説明するために策定されたものです。

つまり、看護師が専門家としてどのような倫理観を内在して判断し、行動しているのかを社会の人々に対して示したものなので、その内容をしっかりと理解し、判断し、行動として体現していくことが求められます。

では、各条文について、臨床で遭遇する場面と結びつけつつ確認していきましょう。

第1条 看護職は、人間の生命、人間としての尊厳及び権利を尊重する

「生命の尊厳」と「権利の尊重」に触れています。生命の尊厳については生命倫理（p13）で触れたので、ここでは権利の尊重についてまとめていきます。

ここでいう「権利」とは、到達可能な最高水準の健康を享受する権利のことです。

時代の進化とともに、到達可能な最高水準の健康は、ますます進歩しています。そのため、臨床では「最高水準を追求しつづける医療者」と「到達可能かもしれないが、それは望まない患者や家族」の間で倫理的問題が発生します。

医療者は、この権利をもち、尊重されるべきは患者自身であることを忘れてはなりません。

臨床でよくみる
具体的な場面の例

例えば、命をつなぐために医療者が推奨する処置（例：ストーマ造設、胃瘻造設、透析導入とシャント造設など）を、患者が受け入れないことがあります。理由を尋ねると、患者は「その処置をすることで、家族の世話になってまで長生きしたくない」と語りました。
つまり、この患者は、家族の世話になりながら生きていくことが苦痛で、処置は望まないと主張しているのです。そのような状況にある患者に対し、家族の思いや社会資源の活用などを伝えながら「生きる希望」をもてるように介入しつつ、患者の尊厳を守るのが医療者の役割だといえます。

> **詳しく** 「前文」には趣旨・理念・目的などがまとまっている
>
> 　『看護職の倫理綱領』[1] は「前文」と「本文」の2部構成です。
> 　前文には、看護職能団体が倫理綱領を公表することの意義が「あらゆる場で実践を行う看護職を対象とした行動指針であり、自己の実践を振り返る際の基盤を提供するものである。また、看護の実践について専門職として引き受ける責任の範囲を、社会に対して明示するものである」と明記されています。
> 　本文には、条文とその解説がまとめられています。

第2条 看護職は、対象となる人々に平等に看護を提供する

　あらゆる人々が平等であることは、日本国憲法でも謳われている大原則です。

　しかし、正義の原則（P.4）でも触れたように、限りある資源のなかでは、常に平等に対応できない場合があるため、看護師はジレンマに陥ります。

　そのような場面で看護師は、専門職として「対象者のニーズに合わせた対応、資源の分配の調整」を行う責務があります。より善い判断のため、チームの仲間で十分に検討し、その時点での最善を意思決定していくとよいでしょう。

臨床でよくみる 具体的な場面の例

資源の分配について、医療者は、時に厳しい現実に直面します。

COVID-19感染拡大期には、ECMOをどの患者に優先使用すべきかの判断や、ワクチンをどのような順番で提供すべきかの判断を、賛否あるなかで行わなければなりませんでした。現場の話し合いで進めながら「これで平等か？」と、心を痛めた経験もあったのではないでしょうか。

最大多数の最善を尽くすため、災害看護ではトリアージの原則が定義されています。

第3条 看護職は、対象となる人々との間に信頼関係を築き、その信頼関係に基づいて看護を提供する

　キーワードは信頼関係です。倫理原則（P.3）で触れたように、信頼関係を築くためには「他者に対して誠実であること」すなわち、嘘偽りなく正直であることが重要となるわけです。

　しかし、臨床現場では、家族の希望によって「患者に病名告知をしない」など、正直ではいられない場面も出てきます。

　また、「偽薬（プラセボ）」は、新薬開発のためのプロセスにおいて認められた手法ではありますが、研究内容を説明する責務があることも知ったうえで使用しなければなりません。

　看護師には、それが患者にとって善い行いなのかを考え、誠心誠意をもって行動することが求められます。

第4条 看護職は、人々の権利を尊重し、人々が自らの意向や価値観にそった選択ができるよう支援する

自律の尊重（P.4）に触れています。

自律した判断には、情報提供が不可欠です。十分な情報に基づいた意思決定を支援し、行動できるよう寄り添い、結果にともに責任をもつ

ことが、看護師の役割です。

ここでいう「責任」は、結果の善し悪しではなく、その後に続く「意思決定支援を継続して支援すること」と考えます。

第5条 看護職は、対象となる人々の秘密を保持し、取得した個人情報は適正に取り扱う

患者の診療記録は、個人情報保護法に基づき適切に取り扱うことが義務づけられています。各施設での取り扱いルールを正しく理解し、慎重な対応を心がけましょう。

守秘義務は、保健師助産師看護師法（第42条の2）でも規定されています。個人情報を流出させたとなれば、法的な責任を問われかねないので、細心の注意をしましょう。

臨床でよくみる 具体的な場面の例

例えば、公共の場での聞こえるような会話や、SNSへの投稿（写真の背景に映り込んでいるもの、名前を伏せても容易に推測できる状況など）が考えられます。個人情報はその人だけのものです。使用する際は、本人に説明して同意を得るようにしましょう。

第6条 看護職は、対象となる人々に不利益や危害が生じているときは、人々を保護し安全を確保する

第6条を達成するためには「何が不利益となるか」の判断が必要です。そのためには、医療に関する専門的知識が必要となります。

不利益や危害から対象者を守るためには、確かな技術が必要となります。これはアリストテ

レスの徳論（P.11）にも通じます。

知識だけでも、技術だけでも、対象者の安全を守ることはできません。看護師には「常に学び、実践力を維持する必要性を理解していること」という倫理観が求められるわけです。

第7条 看護職は、自己の責任と能力を的確に把握し、実施した看護について個人としての責任をもつ

ポイントは自己の能力を把握することです。

みなさんの施設では、看護師の実践能力をどのように評価していますか？　実践家としての能力について、統一した評価を行うことは、現状では難しいかもしれません。

しかし、自身の能力（できること・できない

こと）を把握することは自分でできますし、それが看護師としての責任でもあります。

経験が不十分で不確かなことを1人で実施するのは無責任ですし、それにより患者に害が及ぶことはあってはなりません。無害の原則（P.4）を思い出し、同僚の支援を求めましょう。

第8条　看護職は、常に、個人の責任として継続学習による能力の開発・維持・向上に努める

　第7条に引き続き、専門職としての責任をはたすために、能力開発、自己研鑽に努める必要があることが説明されています。自己に必要な学習課題を見きわめ、施設内外で得られる学習の機会を有効に活用しましょう。

　日々の業務の経験のなかから学べることも

たくさんありますが、限界があります。新たな学びを得て成長するためには、職場を離れて研修会に参加することも必要です。年間で目標を定めて、少しずつステップアップしていきましょう。

第9条　看護職は、多職種で協働し、よりよい保健・医療・福祉を実現する

　キーワードは多職種連携です。看護師だけでできることには限界があり、対象者にとってよりよい保健・医療・福祉を提供するためには、他の専門職との連携は必須です。

　連携が必要であることは理解していても、実際の意見交換の場面では、方針の対立（コンフリクト）が生じることもあります。その対立は「それぞれの専門職には、それぞれ特化した職業倫理があるからだ」ということを念頭に置き、許容していきましょう。

　看護師が備える倫理観と、他の専門職が備える倫理観、価値観はそれぞれ異なることを理解するための話し合いが倫理カンファレンスと考えてもよいくらいです。

　最も大切なのは、それぞれの専門性に基づいて患者の最善を考え、意見をすることです。意

臨床でよくみる 具体的な場面の例

例えば、医師が提案する治療方針が患者の希望と合わず、看護師が調整に苦慮することがあります。

その際、医師は医の倫理に則り、現代医療で可能な限り「患者の命をつなぐ方策」を尽くすのが職務であることを理解する必要があります。

そのうえで、患者の希望を代弁者として伝えながら「患者にとっての最善」を協働でみつけることを目標としましょう。

見が出尽くした後、チームとしてどれを採択するかを話し合い、1つの方向性で患者に向き合うことが患者にとっての最善の環境だと思います。

第10条 看護職は、より質の高い看護を行うために、自らの職務に関する行動基準を設定し、それに基づき行動する

ポイントとなるのは看護師としての責務です。

1995年に日本看護協会が策定した「看護業務基準」は、看護師の責務を行動レベルで明文化したものなので、一度は目を通しておきましょう。時代の変遷とともに改訂を重ね、現在、2021年版が公表されています 表2。

各施設で定められている行動基準も確認し、それに基づき行動することが求められます。

臨床につながる
ワンポイントアドバイス

各施設で定められている行動基準は、施設の理念や看護部門の理念、評価基準となっている指標などをみるとわかります。「あなたは何をする人か」が記載されている部分が、行動基準に該当します。

表2 看護業務基準の骨子

1 看護実践の基準	1 看護実践の責務	
		1 すべての看護実践は、看護職の倫理綱領に基づく
		2 人の生命及び尊厳を尊重する立場に立って行動する
		3 安全で、安心・信頼される看護を提供する
	2 看護実践の内容	
		1 看護を必要とする人を、身体的、精神的、社会的、スピリチュアルな側面から支援する
		2 看護を必要とする人の意思決定を支援する
		3 看護を必要とする人が変化によりよく適応できるように支援する
		4 主治の医師の指示のもとに医療行為を行い、反応を観察し、適切に対応する
		5 緊急事態に対する効果的な対応を行う
	3 看護実践の方法	
		1 看護実践の目的と方法について説明し、合意に基づいて実施する
		2 看護実践に必要な判断を専門知識に基づいて行う
		3 看護を必要とする人を継続的に観察し、状態を査定し、適切に対処する
		4 チーム医療において自らとメンバーの役割や能力を理解し、協働する
		5 看護実践の一連の過程を記録する
2 看護実践の組織化の基準	1 看護実践は、理念に基づいた組織によって提供される	
	2 看護実践の組織化並びに運営は、看護職の管理者によって行われる	
	3 看護管理者は、良質な看護を提供するための環境を整える	
	4 看護管理者は、看護実践に必要な資源管理を行う	
	5 看護管理者は、看護実践を評価し、質の保証に努める	
	6 看護管理者は、看護実践の向上のために教育的環境を提供する	

日本看護協会編：看護業務基準2021年改訂版. https://www.nurse.or.jp/nursing/home/publication/pdf/gyomu/kijyun.pdf（2024.4.24アクセス）. より改変のうえ転載

第11条　看護職は、研究や実践を通して、専門的知識・技術の創造と開発に努め、看護学の発展に寄与する

　看護実践家（臨床家）は、日々、ベッドサイドで創意工夫しながらケアを提供しています。それを可視化するためには、研究活動が必須です。

　臨床における研究活動は、医療・看護実践の質向上に資する課題であることが求められ、そ

の蓄積により学問体系が確立していくと考えます。臨床家と研究者が互いを尊重し、信頼関係を築いたうえで、研究倫理を遵守した臨床研究が実施できる環境をつくりましょう。そのためには、研究に関する知識や技術にも関心を寄せて自己研鑽をしていくことが大切です。

第12条　看護職は、より質の高い看護を行うため、看護職自身のウェルビーイングの向上に努める

　2021年度の改定の際、新たに追加された概念がウェルビーイング（well-being：身体的、精神的、社会的に良好な状態であること）です。つまり、看護師自身が幸福であることが、より善い看護のために必要であると明記されたわけです。

　なお、看護師自身が幸福であることを考えるときには「利己主義ではなく利他主義であるべき」とした功利主義（P.9）に基づくことが求

臨床につながる
ワンポイントアドバイス

ウェルビーイングに関する取り組みの例として、各施設におけるワークライフバランスやメンタルヘルスへの取り組み、放射線の被曝防止や感染対策、暴言暴力への対策などが挙げられます。

められます。

第13条　看護職は、常に品位を保持し、看護職に対する社会の人々の信頼を高めるよう努める

　第3条だけでなく、ここでも信頼がキーワードに入っています。ただし、第13条では、個と個の間（看護師-患者）の話ではなく、社会全体における看護（看護師-社会の人々）、すなわち看護の社会的責任に触れています。

　例えば、ある看護師が行った行為（善行でも悪行でも）がマスコミで報道される場合、「看

護師の○○さん」と表記されることがあります。同業者である筆者は、善い行いであれば誇りに感じ、悪い行いであれば落胆します。では、社会の人々はどう感じるでしょうか？

　報道が社会に与える影響力は小さくありません。看護師1人ひとりが品行のよい行いをするように心がけることが求められます。

第14条 看護職は、人々の生命と健康をまもるため、さまざまな問題について、社会正義の考え方をもって社会と責任を共有する

日本の医療は、国の制度のなかで提供される公共のサービスです。

また、診療報酬という制度により、全国民が公定価格で医療を受けられるという制度は世界的にも多くはありません。この医療制度を守り、よりよいものにするように声を出すこと、それが私たち看護師の責務だと思います。

その他、私たちの生活のあらゆるところにみ

臨床につながる
ワンポイントアドバイス

健康に関連した社会問題の例として、喫煙や飲酒、ギャンブル依存や薬物依存、虐待、育児支援などが挙げられます。

られる「健康に関連した社会問題」のなかにも、看護師としての責務があると考えます。

第15条 看護職は、専門職組織に所属し、看護の質を高めるための活動に参画し、よりよい社会づくりに貢献する

日本看護協会は、国内の職業団体としては最も大きな組織です。看護師は、各都道府県に置かれている看護協会を窓口として、都道府県看護協会、日本看護協会、国際看護師協会（ICN: international council of nurses）に所属する

ことになります。

活動情報に関心を向け、参加できる活動に参加することで、看護師としての視野が拡がるでしょう。

第16条 看護職は、様々な災害支援の担い手と協働し、災害によって影響を受けたすべての人々の生命、健康、生活をまもることに最善を尽くす

1995年に兵庫県で発生した阪神淡路大震災では、当院（神戸大学医学部附属病院）も被災したなかで医療活動を行いました。その経験からの学びが、災害看護という1つの領域をつくり、災害時に必要な知識体系や技術・支援制度などの整備につながりました。

災害時に組織立って継続的な支援を行うこ

との必要性は、2021年度の改訂により、『看護職の倫理綱領』に追記されました。

それぞれの職場で、被災地へ赴く看護師、その看護師を派遣するために職場を護る看護師、それぞれが重要な役割をはたしていることを自覚できるとよいでしょう。

※P.15～21については、『看護職の倫理綱領』（日本看護協会）本文冒頭1行目より抜粋し、P.1～9に掲載されている前文・本文をもとに筆者が執筆しています。

組織倫理：「ルールに則って業務を遂行する」ためのもの

組織とは「ある目的を達成するために、分化した役割をもつ個人や下位集団から構成される集団（広辞苑）」です。

医療の現場では、**分化した役割をもつ複数の**専門職が、患者が必要とする治療を行うために協働しています。協働するためには、互いの役割を理解し、尊重し、ルール（規則や運用手順など）に則って業務を遂行する必要があります。

■ 「組織におけるルール」と「法的規制」は分けて考える

「ある一定の集団において決められたルール」のうち、明文化されているものを「規則」、明文化されていないものの無意識的に内在しているものを「規範」といいます。以下のような「業務上のルール」について考えてみましょう。

●検査の指示は、○時までに行う

●入院時の持参薬の確認は○○が行う　など

これらのルールは、施設（場合によっては病棟や診療科）ごとで異なります。ルールの背景には、何らかの根拠（理由）があります。

ここで「持参薬の確認」について、もう少し深く考えてみましょう。あなたは、誰がこの業務を担うべきだと思いますか？

●薬のことだから、薬剤師が行うべき

●薬の内容と残量の確認は、看護師でも事

臨床につながる
ワンポイントアドバイス

「法で規定されていること」と「組織内で決めた規則」は区別して考えることが必要です。事務員は「持参薬の確認」はできますが、「薬剤に関する説明」は薬剤師や医師、看護師などの有資格者しかできません。

務員でもよい

●類似の薬と間違えるリスクが高いので、事務員はできない

など、いろいろな考え方があることでしょう。

じつは「持参薬の確認」に関する法の規制はありません。つまり、施設ごとに業務フローを作成（ルール化）してかまわないのです。

ちょっと！

詳しく　　管理者は「ルールの運用」だけでなく「ルールの見直し」も行う

　組織は、統制をもって活動していくために管理者を置きます。すなわち管理者は、担当する小集団を統率し、小集団間をつないで組織の目標達成に導く役割を担っているわけです。

　組織において定められたルール（業務基準、手順、運用マニュアルなど）は、管理者として判断する基準でもあり、構成員の行動を決める根拠ともなります。そのルールの策定や変更に対する責任を担っているのは管理者であることも、認識しておきましょう。

　ルールは、状況や時代の要請によって見直されなければなりません。見直したルールを「暗黙の了解」として放置せず、誰もが共通理解できるように文書化することも管理者の役割です。

　組織のルールは、組織員の判断基準・規範であり、行動指針となるものです。ルールの決定・変更の手続きはとても大切なので、所属する組織の手続きを把握しておきましょう。

■管理者は「ルールの運用に伴う葛藤」を抱える

医療現場では、患者にとっての適切な治療や安全・安楽な療養環境を守るため、さまざまなルールを作り、患者や家族にルールを守ってもらうよう説明し、協力を求めます。

言い換えると、患者が「治療を受けるため、さまざまな規制を受けながら生活をする場」が病院である、ということです。

コロナ禍には、感染対策として、面会制限や入院時の抗体検査の義務化など、通常では考えられないような強い規制を課すこともありました。管理者自身は「このルールは厳しすぎるのでは？」と思っていても、自分だけ規制を緩和することはできません。しかし、患者や家族に説明し、不満をぶつけられたときに対応するのは、多くの場合、現場の管理者です。

■仕事（work）と私生活（life）の両立に伴う葛藤もある

突然ですが、あなたは「いくつの組織」に所属していますか？

日常生活を振り返ると、平日の勤務時間は「職場」、勤務時間後は「家族」、週末の午前中は「学会や研究会」、午後は「趣味の会」に参加し、夕方は「マンションの役員会」に出席し、夜は「家族」に戻る、といったように、私たちはたくさんの組織に所属していることに気づきます。つまり、私たちは所属するすべての組織において、ルールを守り、役割をはたしているわけです。

では、非日常の事態が生じたときはどうでしょう。「今、どの役割で判断し、行動すればよい（善）のだろう…」と迷いませんか？

人はみな、複数の社会的立場をもち、それぞれに価値観・倫理観をもっています 図2 。その社会的立場をうまく切り替えながら「善い行い」を考えて行動できるのが理想です。しかし、時

ちょっと 詳しく　　そのときの「最善の行動」は、その人の「状況」によって異なる

例えば「朝起きたら子どもが発熱して学校を休むことになった。仕事に行くべき？　母親として看病のために仕事を休むべき？」という状況に陥った場合、あなたはどのような判断をしますか？

子どもにとっての母親は 1 人だけ、ということは変えがたい事実です。しかし、仕事に行くか、休んで子どもの看病をするかの判断は、その人の置かれている状況によって違います。

Ａさんは、近くに住んでいる両親に子どもの看病を頼むことができるため「仕事に行く＝善」という判断をするかもしれません。しかし、頼れる身内が近くにいないＢさんは、「母親としての役割を優先する＝善」と判断せざるを得ません。

パートナーが仕事を休めるか、身内の支援を受けられるか、今日の職場の人員確保はどうか、など、さまざまな状況を鑑みて、自分で判断するしかないのです。

私は、非日常的な状況における判断に迷ったら、まず「自分は何者であることを優先するのか？」を決めることを勧めています。どの選択が正解ということはありません。

に「違う立場の自分」を優先させてしまい、あとあと後悔することも起こりえます。そうならないためにも、自分自身の「善い」と思える倫理観を養っておきましょう。

自分が「善い」と思えることを行動に移せる人になるかどうかを決めるのは、自分自身です。

図2 個人のなかの価値の対立

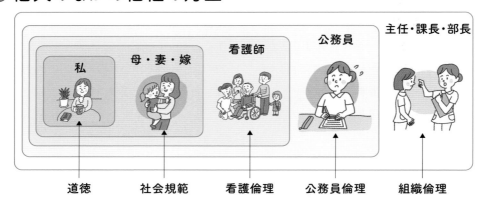

私 → 道徳
母・妻・嫁 → 社会規範
看護師 → 看護倫理
公務員 → 公務員倫理
主任・課長・部長 → 組織倫理

ちょっと 詳しく　悪の凡庸さ：考えることを止めないことへの警鐘

1941年にアメリカへ亡命したドイツ系ユダヤ人であるアーレントは、約600万人のユダヤ人虐殺を組織的に実行したアイヒマンの裁判を傍聴し、その内容を『エルサレムのアイヒマン』という5回の連載として雑誌に発表しました。

アーレントは、アイヒマンの人物像は自分の昇進に恐ろしく熱心であったこと以外はノーマルであり、アイヒマンの自覚では組織の命令に従い、義務をはたし、（ナチス・ドイツの）法令に従っただけだった、としています。

歴史的な大罪を犯した素因としてアーレントが指摘したのは「他の人の立場になって考える力の不測、想像性の欠如」でした。これを悪の凡庸さと称し、他者とのつながりが希薄になった大衆社会の課題として提言しました。大衆社会で生きる個人が「思考すること」「意志をもつこと」「自分で判断すること」を止めてしまえば、誰もがアイヒマンになりうるのです。

（ウィリアムソン彰子）

引用文献

1）日本看護協会：看護職の倫理綱領. https://www.nurse.or.jp/nursing/assets/statistics_publication/publication/rinri/code_of_ethics.pdf（2024.4.24アクセス）.

参考文献

1）品川哲彦：倫理学入門—アリストテレスから生殖技術, AIまで. 中央公論社, 東京, 2020.
2）小寺聡：もういちど読む 山川倫理 PLUS 人生の風景編. 山川出版社, 東京, 2022.
3）若松英輔：はじめての利他学. NHK出版, 東京, 2022.
4）Fry ST, Johnstone J著, 片田範子, 山本あい子訳：看護実践の倫理第3版. 日本看護協会出版会, 東京, 2010.
5）川口孝泰, 江守陽子：看護倫理 - 看護の本質を探究・実践する 改定第2版. Gakkenメディカル出版事業部, 東京, 2023.
6）小西恵美子：看護倫理. 南江堂, 東京, 2007.
7）Milton M著, 田村真, 向野宣之訳：ケアの本質. ゆみる出版, 東京, 1987.
8）Davis AJ, Tschudin V, de Raeve L編, 小西恵美子監訳：看護倫理を教える・学ぶ. 日本看護協会出版会, 東京, 2008.
9）Arendt H著, 大久保和郎訳：新版エルサレムのアイヒマン. みすず書房, 東京, 2017.

倫理カンファレンス
の進め方

いま生じている倫理的問題に対応するためには、かかわる人たちが「現時点で最善と思われる方向性」を話し合い、合意形成を図ることが必要となります。これが、倫理カンファレンスです。

倫理カンファレンスを有意義なものにするためには、かかわる人たちが互いの価値観を尊重したうえで、必要な情報を収集・整理しながら「何が問題の本質なのか」を見きわめていくことが重要となります。

ここでは、倫理カンファレンスに参加するときの「心がまえ」をみていきます。

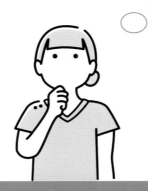

「目的」を理解する

倫理カンファレンスは、倫理的問題を未然に防ぐこと、あるいは、すでに発生している倫理的問題への対応を検討することを目的として開催するものです。

倫理的問題が「生じる前」に、あるいはすでに問題が生じている場合は「重大な問題になる前」に話し合い、対応を検討することが重要です。そのためには、看護師の早期の気づき、すなわち倫理的感受性を高めることが大切です。

臨床でよくみる
具体的な場面の例

医師が、家族だけに「療養型病院に転院すること」を説明し同意を得ました。しかし、看護師が「患者は自宅に帰りたいのでは?」と感じ、倫理カンファレンスを行った結果、医師が患者に「療養型病院に転院すること」を説明し、患者が同意して転院となりました。結果だけみれば同じですが、患者の自律が尊重されているかが重要なのです。

■多職種をつなぐ看護師は、倫理カンファレンスの要

看護師には、以下の2つの役割があります[1]。
① 患者の代弁者・権利の擁護者として、患者と医療チームとの調整をする役割
② 医療チームのメンバーが他職種の専門性を十分に理解して、良好なコミュニケーションを図れるように調整する役割

すなわち、看護師は、倫理カンファレンスにおいても、職種間のコミュニケーションを促進しながら、合意形成に向けて話し合いを進めていく中心的な役割を担っています。

それゆえに、看護師の気づきから倫理カンファレンスが開かれることが多いと考えられます。

「合意形成＝論破」ではない

倫理カンファレンスの最終目標は「患者にとって最善の医療・ケアをめざすこと」です。そのためには、まず、相手の意見を否定・批判せずに受け入れることが大前提となります。

他者の考えを聴き、さまざまな価値観を知ることで、自身がもつ価値観に気づくことが重要です。自身の考え方の癖、偏りを知ることが"他者の考えを聴こう""もっと全体像を見て考え

よう"という変化につながります。

合意形成までのプロセスは、決して容易ではありません。患者を取り巻く環境が複雑な場合も多いです。かかわる人々が互いの価値観を理解し、"患者の最善とは何か"を検討することが重要です。だからこそ、自身の意見を感情的ではなく、論理的に述べることが大切です。

(今西優子)

引用文献

1) 秋元典子:看護のアイデンティティ. ライフサポート社, 神奈川, 2021:146.

準備② 倫理カンファレンスの「グランドルール」を共有する

効果的な倫理カンファレンスにするためには、グランドルールを取り決め、自由に発言できる安心・安全な場をつくることが重要です 表1。

特に、多職種で話し合う際には、ルールのすり合わせが必須です。カンファレンスの前に、ファシリテーターがルールを説明しましょう。

カンファレンスは短時間で行うことも多いです。「意見は簡潔に述べましょう」など、状況に合わせてルールを検討するのもよいでしょう。

表1 グランドルール（例）

- 倫理カンファレンスには主体的に参加しましょう
- 他者の意見を非難・否定しないようにしましょう
- 他者の話をさえぎらず、最後までしっかり聴きましょう
- 建設的な意見を述べましょう
- 時間を守り、進行に協力しましょう

参加者全員が「発言しやすい場」をつくる

倫理的問題に、絶対的な正解はありません。「正しい意見を述べなくては」と気負うことなく、メンバーの一員として主体的に意見を述べましょう。看護師が、日ごろのケアをとおして、患者の思いや表情から気づいたことや、家族とのかかわりから感じたことが、倫理カンファレンスでとても重要な情報となることも、少なくありません。

そして、否定・非難することなく相手の話も聴きましょう。参加者の職位や先輩・後輩という上下関係に影響されない自由に発言できる環境づくりも大切です。

詳しく 「みんなが主体的に発言できるカンファレンス」とするには

倫理カンファレンスのファシリテーターを担当した人から、ときどき「消極的なスタッフがほとんど発言してくれず、困っている」という悩みが寄せられます。

参加しているスタッフが消極的になってしまう原因として、「このタイミングで発言していいのか躊躇している間に、発言できずに終わってしまった」場合や、「その事例にあまりかかわっていないので発言しづらい」場合などが考えられます。このような場合、ファシリテーターが、まだ発言していない参加者に対して「いろいろな意見が出ましたが、意見や感想はありますか？」など強制的にならないように声をかけるようにするとよいでしょう（P.37）。

もし、あなたが、倫理カンファレンスに苦手意識があり、「どう発言すればいいかわからない」と悩んでいるなら、倫理カンファレンスでは、他者の考えを聴くことで、自身がどんな価値観をもっているのか気づくことも重要なポイントである、ということを知ってほしいと思います。「みなさんの意見を聴き、○○の気づきがありました」などと倫理カンファレンスのなかで述べてみてもよいと思います。

（今西優子）

「生命倫理の4原則」をおさえる

　複雑な問題が絡む倫理的問題に直面したとき、どのような判断をするべきか。その指針となるものが倫理原則です 表1 。

　臨床では、しばしばこれらの倫理原則が対立するため、医療者はジレンマを感じます。この原則を用いて、倫理的な観点からどこに問題が生じているのか、患者にとっての最善とは何かを検討していきます。

表1 生命倫理の4原則

自律尊重の原則	患者の自己決定を尊重すること ● 患者が自己決定できるよう支援することを含む ● インフォームドコンセントは、この原則に基づいている
無危害の原則	他者に害を与えないこと ● 害には、自由や安寧を損なうことなど精神的な苦痛を含む
善行の原則	患者のために最善を尽くすこと ● 害を取り除いたり、予防することを含む ● 医療者の考える善行ではなく、患者にとっての善行である
正義の原則	患者を公平・平等に扱うこと ● 限りある医療資源をいかに適切に配分するかも含まれる ● 資源の受け手となる患者の選択には、誰もが納得できる基準などのルールが必要である

■「倫理原則の対立＝倫理カンファレンスの論点」となる

　倫理原則の考え方は抽象的で限界があり、問題の解決策までは導いてくれません。それゆえ、その結論に至ったプロセス、すなわち倫理カンファレンスで話し合うことが重要となるのです。

　倫理カンファレンスをとおして他者の価値に気づき、互いの価値を理解して、患者にとって何が最善か合意形成のプロセスを経ることで、かかわるすべての人々が納得して目標に向かえるようになります。たとえ「患者の意向に沿うのが難しい」という結論に至ったとしても、「この選択が最善であった」と納得できるでしょう。

情報や問題点の整理には「臨床倫理4分割表」が有用

　多職種で倫理的問題を検討するときに活用されるのが、臨床倫理4分割表[1] です 表2 。

　4分割表は、情報の偏りがないか確認するとともに、倫理原則の観点からどの原則とどの原則が対立しているか話し合い、適切な医療やケアを検討するために役立ちます。

表2 臨床倫理4分割表

医学的適応（medical indications）	患者の意向（patient preferences）
善行と無危害の原則	自律性尊重の原則
①患者の医学的問題は何か？ 　病歴は？ 　診断は？ 　予後は？ ②急性か、慢性か、重体か、救急か？ 　可逆的か？ ③治療の目的は何か？ ④治療が奏効する確率は？ ⑤治療が奏効しない場合の計画は何か？ ⑥要約すると、この患者が医学的および看護的ケアからどのくらい利益を得られるか？　また、どのように害を避けることができるか？	①患者には精神的判断能力と法的対応能力があるか？能力がないという証拠があるか？ ②対応能力がある場合、患者は治療への意向についてどう言っているか？ ③患者は利益とリスクについて知らされ、それを理解し、同意しているか？ ④対応能力がない場合、適切な代理人は誰か？　その代理人は意思決定に関して適切な基準を用いているか？ ⑤患者は以前に意向を示したことがあるか？　事前指示はあるか？ ⑥患者は治療に非協力的か、または協力できない状態か？　その場合、なぜか？ ⑦要約すると、患者の選択権は倫理・法的上、最大限に尊重されているか？
QOL（quality of life）	**周囲の状況（contextual features）**
善行と無危害と自律性尊重の原則	忠実義務と公正の原則
①治療した場合、あるいはしなかった場合に、通常の生活に復帰できる見込みはどの程度か？ ②治療が成功した場合、患者にとって身体的、精神的、社会的に失うものは何か？ ③医療者による患者のQOL評価に偏見を抱かせる要因はあるか？ ④患者の現在の状態と予測される将来像は延命が望ましくないと判断されるかもしれない状態か？ ⑤治療をやめる計画やその理論的根拠はあるか？ ⑥緩和ケアの計画はあるか？	①治療に関する決定に影響する家族の要因はあるか？ ②治療に関する決定に影響する医療者側（医師・看護師）の要因はあるか？ ③財政的・経済的要因はあるか？ ④宗教的・文化的要因はあるか？ ⑤守秘義務を制限する要因はあるか？ ⑥資源配分の問題はあるか？ ⑦治療に関する決定に法律はどのように影響するか？ ⑧臨床研究や教育は関係しているか？ ⑨医療者や施設側で利害対立はあるか？

Jonsen AR, Siegler M, Winslade WJ著, 赤林朗, 蔵田伸雄, 児玉聡 監訳：臨床倫理学 第5版. 新興医学出版社, 東京, 2006：13. より転載

ポイント① 「医学的適応」に関する情報は不可欠

　診断や病態、治療やケアの選択肢と、それらの介入によって生じる利益と不利益（合併症や有害事象など）について情報収集し、善行と無危害の原則の観点から検討します。

　倫理的問題を話し合う際は、医学的な状況は、しっかり押さえておくことが必要です。特に、テーマが「治療やケアの選択」などである場合、あやふやな情報をもとに話し合ってしまうと、結果として論点がずれてしまうからです。

**臨床につながる
ワンポイントアドバイス**

倫理カンファレンスを行う際は、医師も参加できるように日程調整を行うとよいでしょう。それが難しい場合には、病状や治療・ケアの選択肢、それによって考えられる影響など、現時点での正確な情報を、確認しておくことが大切です。

患者の意向は、患者の希望や目標をさします。患者が情報をどのくらい理解できているのか、意思決定能力の評価が必要な場合もあります。

意思決定能力には、以下の4つが含まれます[2]。

①治療の意思決定に関する情報を理解できる能力

②自分自身の状況、特に、自分の病気とその治療を選択した場合に起こり得る結果に関する情報の重要性を認識する能力

③関連情報をもとに、論理的な過程で治療の選択を比較考察するような論理的に考える能力

④選択を表明する能力

意思決定能力の評価では、「能力の有無」だけでなく「どこまでが可能で、どこが難しいか」を評価し、支援につなげます。能力を発揮できるかどうかは、意思決定支援者の支援力によって変化するため、「認知機能が低下している」と決めつけず、能力を引き出す配慮も必要です。

意思決定能力がないと判断される場合、家族などが代理意思決定することとなります。この場合、家族の選択は、本人の意向を代弁するものか、それとも家族が考える善い選択なのかを確認し、後者であれば家族の意向として「周囲の状況」に記載します。

周囲の状況は、本人以外の家族や医療者など、影響する人をさします。家族がその選択を希望する背景には、経済的な問題や患者との関係性も関与すると考え、情報を収集します。

また、社会のしくみ（制度・法律、ガイドライン、施設の方針など）は重要な方向性となるため確認しましょう。そのうえで、善行・無危害の原則の観点、そして、その医療やケアは公平・適切なのかを検討していきます。

臨床につながる
ワンポイントアドバイス

情報収集では、医療者の態度が重要なポイントとなります。

医療者の態度として「必要な情報を聴き出したい」と「患者によりよい医療やケアを提供するために話を聴かせてほしい」では、患者や家族に与える印象がまったく異なります。看護師が話を聴かせていただく目的を説明すること、傾聴や共感をとおして信頼関係をつくっていくことが短時間でもしっかり話を聴くために重要だと考えます。

QOLでは、その治療やケアを行うこと（あるいは行わないこと）によって、患者のQOLが回復・維持あるいは改善するかを検討します。

このQOLは患者にとってのものであり、家族や医療者の考えるQOLとは異なる可能性があることに注意が必要です。

詳しく 倫理カンファレンスでは「臨床倫理4分割表しか使えない」わけではない

　4分割表は、多職種で臨床倫理の問題を話し合う場合には適していますが、事例によっては、活用しづらいこともあります。

　例えば、ある病棟では「寝たきり状態の患者におむつを使って洗髪する」ことが習慣化しており、異動してきた看護師が倫理的問題を感じ倫理カンファレンスを開催する場合、4分割表ではなく、情報をメリット・デメリットに分類したり、どの倫理原則が守られていないのか記載したりするほうが、検討しやすいこともあります。内容に合わせ、柔軟に考えましょう。

結論に至るまでの過程を表すのは「4ステップモデル」

　倫理的問題に直面したとき、状況把握から、看護師がとるべき行動の最終判断に至るまでの一連のプロセスを検討できるツールとして、小西の4ステップモデルに基づく「4ステップ事例検討シート」があります[3]。このシートを活用すると、倫理カンファレンスに慣れていなくても、どのように進めていけばいいのかがわかりやすいです。

　現在進行中の事例検討にも、過去の事例を振り返り「今後の実践にどのように活かしていけるのか」を深めるときにも活用できます表3。

　では、4ステップ事例検討シートを使った倫理カンファレンスの一例をみていきます。ここで取り上げるのは「自宅での穏やかな看取りを希望した患者が、希望どおりの最期を迎えられなかった」ケースについて行った振り返りの倫理カンファレンスです。

事例紹介

●患者の情報

70歳代、男性、妻（認知症）、長男と3人暮らしのAさん。

進行食道がんで抗がん剤治療をしていたが、病状増悪したため緩和ケアに専念する方針に。キーパーソンの長男はAさんと不仲だったが、病状説明にはいつも同席していた。医師が今後の方針を確認したところ、Aさんは「心肺蘇生は希望しない。長男が許してくれるなら最期は自宅で過ごしたい」と話した。長男は、当初「今まで好き勝手生きてきた父の世話をしたくない」と拒否していたが、繰り返し話し合い、しぶしぶ在宅療養に同意。その後、在宅医・訪問看護ステーションへ移行となった。

2か月後、たまたま訪問した親戚が、呼吸停止しているAさんを発見して救急要請。Aさんは心肺蘇生などの処置後に亡くなった。亡くなるまでの2か月間に在宅スタッフが訪問できたのは数回のみだった。救急外来看護師は、Aさんが願っていた最期と違うことにジレンマを感じ、がん看護専門看護師に相談。病院、在宅でかかわった医師・看護師と合同で、振り返りの倫理カンファレンスを開催した。

表3 4ステップ事例検討シートの記載例

ステップ1. 全体の状況把握

事実関係	日中、長男は仕事で、Aさんは認知症の妻と2人になる
	長男不在時の訪問は「部屋が散らかっているので」と拒否
	妻は重度の認知症があり急変時の対応は難しい
O情報	Aさんと長男には、予後は月単位で悪化していくことが説明されている
	Aさんに認知機能の低下はない
S情報	長男が許してくれるなら、最期は自宅で穏やかに暮らしたい
ICの状況	Aさんと長男には、繰り返し予後や急変のリスクが伝えられ、DNARの同意を得ていた
	在宅医や訪問看護師の導入にも同意を得ていた
法・ルール	人生の最終段階における医療・ケアの決定プロセスに関するガイドライン：患者が自らの意思を伝えられない状態になる可能性があることから、家族などの信頼できる者も含めて、本人との話し合いが繰り返し行われることが重要である

ステップ2. 対象のニーズと看護師の責任

1）身体面のニーズ	3）看護師の責任
心肺蘇生などの延命処置は、希望しない	最期までAさんの希望に沿った療養生活が送れるように、調整していく必要がある
2）身体面以外のニーズ	
長男が許してくれるなら、最期は自宅で穏やかに過ごしたい	

ステップ3. 行動の選択肢の列挙

A案　患者希望の在宅療養の調整	利点	Aさんの意向が尊重される⇒自宅で過ごせたことは希望に添えた
	欠点	日中は認知症の妻と2人⇒訪問看護介入予定だったが長男の拒否によりできなかった。介入していても救急要請は防げなかったのではないか
B案　長男希望の緩和ケア病棟への調整	利点	長男の負担が軽減できる
	欠点	Aさんの意向が尊重されない⇒外出・外泊など検討できたかもしれない
C案　在宅療養の調整＋外来で経過観察	利点	在宅療養への移行が確認できる。困難な場合は対応策を再検討できる
	欠点	来院することにより、患者・家族の負担がある

ステップ4. とるべき行動の最終判断

1）どの選択をとるか 2）理由	C案を選択し、在宅での状況を確認して在宅医や訪問看護師の介入が難しければ在宅側に完全に委ねず、対応策を検討していく必要がある
3）実際に必要な調整 4）誰がどのように行うか	外来看護師と訪問看護師との連携を密にすること、訪問が難しければ、外来看護師が本人・長男と話し合いの場を調整する必要がある

事例検討の評価

感想・反省　医療者全員が、それぞれの立場で精一杯取り組んでいたことが共有できた

今後の実践に活かしたいこと　病院-在宅の連携強化のため、倫理カンファレンスを継続する

小西恵美子：看護倫理 改訂第3版. 南江堂, 東京, 2021：138.を改変のうえ転載

（今西優子）

引用文献

1）Jonsen AR, Siegler M, Winslade WJ著, 赤林朗, 蔵田伸雄, 児玉聡監訳：臨床倫理学 第5版. 新興医学出版社, 東京, 2006：13.

2）Grisso T, Appelbaum PS著, 北村總子, 北村俊則訳：治療に同意する能力を測定する　医療・看護・介護・福祉のためのガイドライン. 日本評論社, 東京, 2000：33.

3）小西恵美子：看護倫理 改訂第3版. 南江堂, 東京, 2021：138.

参考文献

1）Beauchamp TL, Childress JF著, 立木教夫, 足立智孝監訳：生命医学倫理 第5版. 麗澤大学出版会, 千葉, 2009.

進め方① 倫理カンファレンスの「参加者」の心得

倫理カンファレンスの議題を決める

■問題に気づいたら、まずは立ち止まって考える

倫理的問題は、いくつかの要因が複雑に絡み合っていることが少なくありません。そのため、問題に気づいたら、まずは「これって、倫理的にどうなんだろう？」というモヤモヤを放置せず、立ち止まって考えることが大切です。

どこに焦点を当てて議論するのか、決めることが難しい場合もあります。いくつかの問題があれば、優先順位の高いことから絞っていくとよいでしょう。

■他者にも相談してみる

議題が漠然としているときは、周囲のスタッフ、あるいは倫理担当者や専門看護師などに話してみましょう。他者に語ることや意見をもらうことで、新たな気づきが得られたり、自身の

考えがまとまり、だんだん問題のどこに焦点を当てればよいか絞れてくることもあります。

では、倫理カンファレンス開催までの流れを確認していきましょう 図1 。

図1 倫理カンファレンス開催までの流れ

倫理カンファレンス開催決定	⟶	事前のアナウンス	⟶	倫理カンファレンス当日

事例提供者が決めること
- ●議題
- ●ファシリテーター
- ●参加者
- ●日程
- ●当日の役割

参加者がすること
- ●議題の確認
- ●関連する情報収集
- ●意見や質問を考える

みんなですること
- ●グランドルールの確認
- ●目的、長期・短期目標、
  進め方の確認

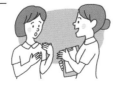

必要な情報の収集と整理

短時間であっても倫理カンファレンスを効果的に行うためには、事前に情報を収集して整理しておくことが重要です。事例提供者になったら、開催までにどのような情報が必要かを考

え、準備しておきましょう。

患者や家族の受け止めや意向は、想像ではなく確認することが重要です。そのため、家族の来院時に確認することをまとめておきます。

■「必要な情報を過不足なく集める」のは、意外と難しい

しかし、情報収集に時間をかけすぎ、議論するタイミングを逃す危険もあります。そのため、倫理カンファレンスに慣れていない場合には、事前準備にこだわらず、倫理カンファレンスの場で、みんなで情報を出し合うところから始めるのもよいでしょう。情報が豊富になったり、反対に不足している情報が明確になったり、といったメリットがあります。

昼のカンファレンスなどを活用し、回数を分けてコツコツやっていくとよいでしょう。

臨床につながる ワンポイントアドバイス

情報提供者は、おおまかに情報整理して、誰に参加してもらうと効果的か検討しましょう。

参加者の選定・開催日の調整

■まずは「ファシリテーター」を決める

倫理カンファレンスでは、中立な立場であるファシリテーター（話し合いの促進役）を立てることをお勧めします。事例提供者がファシリテーターを兼ねる場合もありますが、ファシリテーターが進行を担ってくれるほうが、事例提供者が話し合いに集中しやすくなるからです。

ファシリテーターが決まったら、参加者の選定やその日程調整など、具体的な計画を立てていきます。当日の役割分担として、記録者やタイムキーパーも決めておくとスムーズです。

タイムキーパーは、ファシリテーターが兼ねることもあります。

臨床につながる ワンポイントアドバイス

記録は、倫理カンファレンスで出された意見を可視化することで、話し合いやすくするために必要です。事例検討シートなどを使用しない場合には、
- ●ホワイトボードに発言をそのまま記載する
- ●同じグループごとに分類する

など工夫すると、よりわかりやすくなると考えます。
どのような記録がわかりやすいのか、いろいろなスタッフが経験できるようにしてもよいでしょう。

■他職種に参加してもらうときは日程調整が重要

倫理カンファレンスでは、議論を深めるため他職種に参加してもらうことも重要です。

特に「治療やケアの選択」などについて話し合う場合、医学的状況に関する情報が不可欠であるため、可能な限り主治医に参加してもらえるように配慮します。

なお、参加者には、事前に議題を伝えておくことも重要です。情報収集や意見を述べる準備ができるので、参加者が倫理カンファレンスに参加しやすくなります。

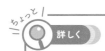

詳しく 倫理カンファレンスを「面倒な会議」にしないために

　ときどき「倫理カンファレンスが活性化しない」「周囲が"倫理カンファレンス＝面倒なもの"ととらえて協力してくれない」といった相談を受けることがあります。

臨床は日々忙しいので、新たに「倫理カンファレンスの時間を設ける」と言われると、抵抗感を覚えてしまう人もいるでしょう。そんなときは、日々のケアカンファレンスに倫理的な視点を取り入れてみることをお勧めします。

　例えば、退院前カンファレンスや身体抑制に関するカンファレンスは、ルーチンで何となく実施していませんか？　これら既存のカンファレンスに倫理的視点を取り入れ、充実を図っていくのも１つの方法です。

　また、倫理カンファレンスが「まるで反省会」のようになっているのなら、うまく支援できた事例を倫理的観点から振り返って検討してみるのもよいでしょう。

生命倫理の４原則は、いつ、どんなきっかけでできたのか

　生命倫理の４原則のもととなっているのは、非人道的な人体実験であるタスキギー事件[1]の反省から作成された、研究倫理の指針「研究における被験者保護のための倫理原則とガイドライン（通称ベルモント・レポート）」（1979）です。

　タスキギー事件とは、米国公衆衛生局が、アラバマ州タスキギーで、1932年から40年間、貧困のアフリカ系アメリカ人の梅毒患者を対象に行っていた長期観察研究のことです。この研究においては、治療薬であるペニシリンが開発されて1946年ごろには広く入手可能となってもまったく治療はせず観察だけを行っていたこと、「特別な治療」と嘘の説明をして、病気の進行度を判定するための検査（脊椎穿刺）を半強制的に実施していたことが問題となりました。

　この事件をきっかけに、1974年に国家研究法が法律として制定され、これに基づき、生命医学・行動研究における被験者保護のための国家委員会が設置され、1979年に作成されたのがベルモント・レポートです[2]。

　ベルモント・レポートでは、人格の尊重、善行、正義の３原則が提示され、これらの一般的な原則を研究の実施に適用する際には、人格の尊重においては同意に関する要件（インフォームド・コンセント）、善行の原則においてはリスク・ベネフィット評価、正義の原則においては被験者の選択する手順と結果における公平性、の３つの要求事項を考慮する必要があるとしています。その後、倫理３原則は、ビーチャムとチルドレスによって無危害原則を加えた４原則[3]として提示されました。

　ベルモント・レポートが研究倫理の歴史に与えたインパクトは大きいものでした。その理由として、倫理的考察の基本的枠組みを「倫理原則」という形で、簡潔かつきわめて的確に示していることが挙げられます[4]。倫理原則は、臨床研究に関する倫理的問題への対応、および臨床で生じるさまざまな倫理的問題を検討するうえでも活用されています。

引用文献

1）Pence GE 著, 宮坂道夫, 長岡成夫訳：医療倫理2 よりよい決定のための事例分析. みすず書房, 東京, 2001：45-55.

2）生物医学・行動研究における被保険者保護のための国家委員会編, 津谷喜一郎, 光石忠敬, 栗原千絵子訳：ベルモント・レポート研究における被保険者保護のための倫理原則とガイドライン. 臨床評価 2001；28（3）：559-568.

3）Beauchamp TL, Childress JF 著, 立木教夫, 足立智孝監訳：生命医学倫理 第5版. 麗澤大学出版会, 千葉, 2009：16.

4）笹栗俊之：倫理原則と指針. シリーズ生命倫理学編集委員編, シリーズ生命倫理学第15巻 医学研究, 丸善出版, 東京, 2012：31.

（今西優子）

「ファシリテーター」の心得

ファシリテーターは話し合いの「促進役」である

倫理カンファレンスの場面には、話し合いの「コンテンツ（内容）」と「プロセス（過程）」という2つの要素があります。ファシリテーターは、話し合いの「プロセス」をファシリテートする（facilitate：容易にする、促進する）ために支援する人をいいます。

つまり、ファシリテーターとは、話し合いの単なる進行役・司会者、あるいは、自らが意見し結論を導き出す人ではありません。中立的な立場でチームのプロセスを管理し、チームワークを引き出し、そのチームの成果が最大となるように支援するのがファシリテーターの役割なのです[1]。

効果的な倫理カンファレンスとするためには、プロセスを十分に機能させ、参加者の相互作用をはたらかせることが重要です。

ファシリテーションは「特別なスキル」ではない

■目的や進め方だけでなく「ゴール設定」まで共有する

これから開催する倫理カンファレンスの目的・目標、進め方や時間配分、今回はどこまで話し合うかについて、参加者と共有してから始めましょう。

これは、参加者とともに創り上げていくという意識づけにもなります。

■参加者の意見を傾聴する

自分が意見を出したとき、否定や批判などネガティブな反応が返ってきたら、それ以上話したくなくなりますよね。しかし、自分の意見をしっかり傾聴し、受け止めてくれるポジティブな反応が返ってきたら、「もっと意見を出そう」と意欲がわいてくるでしょう。

活発な意見を促進するためには、ファシリテーターのコミュニケーションスキルは不可欠です。特に重要な3つのスキルを 表1 にまとめます。

表1 特に重要な3つのスキル

非言語的コミュニケーション	● アイコンタクトをとる、相槌を打つなど ● しっかり聴いていることを示すことは、安心できる場をつくることにつながる
沈黙	● 質問への答えがすぐ返ってこない場合は、焦らず少し待ってみる（参加者が考えていることもある） ● 待っても答えがないときは、再度、わかりやすく言い換えて質問してみる（答えにくい質問内容である可能性を考える）
質問方法の使い分け	● 考えを引き出すときはオープン・クエスチョン（例：どう思いますか？）、話を絞り込むときはクローズド・クエスチョン（例：この計画でよいでしょうか？） ● 質問方法を工夫すると議論が深まる

■できるだけ、参加者が意見を出し合う時間をとる

　話し合いに参加したとき「その意見は自分と異なるが、発言できなかった」と感じ、消化できずモヤモヤが残ったことはありませんか？

　できるだけ多くの参加者が意見を出すことは、参加者の満足感につながり、自分の意見と異なる結論になったとしても、「納得する」ことができると考えます。

　発言のタイミングがわからない、事例の患者にあまりかかわっていないなど、意見を出しづらい参加者もいます。ファシリテーターは、参加者が1人1回は発言できるよう配慮する必要がありますが、発言を強制するのは避けましょう。まだ発言していない参加者に「いろいろな意見が出ましたが、どう考えますか？」など、優しく声をかけ、発言を促します。

臨床につながる ワンポイントアドバイス

　ときどき「倫理カンファレンス中には発言しないのに、後から"実は○○と思っていた"などと個人的に言われて困ってしまう」という悩みを聞くことがあります。

　倫理カンファレンス中に参加者全員に意見を出してもらうのが基本ですが、時間の制限もありますし、後から考えが浮かんでくる場合もあると思います。

　もし、後から個人的に言われたのが建設的な意見であれば「前回、このような意見がありましたが、皆さんはどのように考えますか？」と再度カンファレンスの開催を提案してみるとよいと思います。

　倫理カンファレンスが1回で完結することは、実は少ないのです。

■「意見を言った人」ではなく「意見の内容」に焦点を当てる

　人（誰が言ったのか）に焦点を当てると「先輩と同じ意見だと言わなくては…」という意識がはたらき、発言しづらくなる可能性があります。意見の内容に焦点を当てることが大切です。

■話し合いの内容を可視化する

　問題点を共有し、活発に意見を出せるよう、ホワイトボードなどへの板書をお勧めします。可視化すると全体像がつかみやすくなります。

　情報整理ツールを活用してもよいですし、参加者の意見をそのまま記載し、似た意見のグループ化や優先順位をつけるなども有効です。

■タイミングをみて要約する

　論点がずれている場合は、早めに修正することが必要です。簡潔に要約しながら進めます。

　ただし、今回のテーマから明らかにずれている意見が出てきても、焦る必要はありません。ファシリテーターとして「貴重なご意見ですが、今回のテーマとは少し外れています。それについては別の機会をもって話し合いましょうか」と言って、やわらかく論点を戻すようにするとよいでしょう。

あくまでも「中立」かつ「支援する」立場を守る

　ファシリテーターが参加者を「指導する」関係にならないよう、注意が必要です。

　ファシリテーター自身が意見を述べる場合は「自身がどの立場で意見を述べているのか」伝え、意見を述べた後は「ファシリテーターの役割に戻る」ことを明確に伝えます。

＊

　ここまで、ファシリテーターを務めるときのポイントをまとめてきました。どれも「特別なスキル」ではありません。倫理カンファレンスだけでなく、明日からのカンファレンスに活かせるため、日ごろから意識してみるとよいでしょう。

　なお、ファシリテーターのスキルを磨くためには「今回のカンファレンスの進行はどうだったか」「よかったところ／改善したほうがよいところ」を参加者からフィードバックしてもらうことが重要です。

ちょっと詳しく　倫理カンファレンスが「うまくいかなかった…」と感じたら

　倫理カンファレンス終了後、"強引に結論づけられたように感じる""ゴールにたどりつけなかったように感じる"などと感じた経験はありませんか？　そのような場合は、今回の倫理カンファレンスのゴール設定が適切だったか（実現可能な設定だったか）を振り返りましょう。

　倫理カンファレンスは、多くの場合、1回で完結はしません。そのため、長期的なゴール（最終的に到達したい目標）とは別に、1回ごとのゴール（実現可能な短期目標）を設定することが重要です。

　また、カンファレンスが終わったら、ファシリテーターは参加者から意見を聴くようにするのもお勧めです。モヤモヤが残っている参加者がいた場合には、その意見をもとに、次のカンファレンスにつなげてもよいでしょう。

（今西優子）

引用文献

1）Rees F著, 黒田由貴子, P.Y.インターナショナル訳：ファシリテーター型リーダーの時代. プレジデント社, 東京, 2002：2.

参考文献

1）堀公俊：ファシリテーション入門. 日本経済新聞出版, 東京, 2018.
2）中野民夫, 浦山絵里, 森雅浩：看護のためのファシリテーション. 医学書院, 東京, 2020.

PART

3

事例でみる
倫理的調整の実際

ときどき「倫理カンファレンスを行っても、みんなの意見が
かみ合わず、結論が出ない」といった悩みを耳にします。

倫理カンファレンスは、あくまで「現時点で最善と考えられ
る対応」を導き出すものです。状況が変われば最善な対応も
変わって当然です。「今はあえて静観する（何もしない）」こと
や「現時点では結論が出せない」こともあります。

ここでは、臨床での事例をもとに、何に注目し、どのように情
報を整理して考えていくのか、「倫理カンファレンスの流れ」
をみていきます。

また、看護師として組織で働くときに生じうる葛藤について
も、併せてみていくことにしましょう。

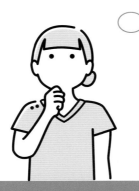

病気を告げる
場面での倫理的調整

医師が「患者に病気を告げる」とき、倫理的問題が生じやすいことは、みなさんも臨床で実感していることと思います。患者は病名を知りたいのに家族が「伝えてほしくない」と言う場面や、認知機能低下のある患者ではなく家族のみに説明する場面など、さまざまです。

ここで取り上げるのは、家族は「本人に病名を伝えてほしくない」し、本人も「知りたくない」という事例です。一見、倫理的問題はなさそうにみえますが、本人の知りたくない権利と家族への対応について考える目的で話し合いをもちました。

事例紹介

●患者の情報

70歳代、男性、長女と2人暮らしのAさん（妻は7年前に他界）。長男は他県に居住。
前頭部の硬結が出現したため受診。検査の結果、頭部血管肉腫と診断された。

●これまでの経過

長男と長女は、妻を看取るときにAさんがうつ状態となったことから、本人に病名を伝えないことを希望。Aさん自身も「怖い話は聞きたくない。治療は受けるつもり」と話していた。
主治医は、Aさんには病名を伝えず、CRT（chemoradiation therapy：化学放射線療法）の提案と副作用だけを説明。長男と長女には「血管肉腫であること」「再発・転移が多く根治は難しいこと」「治療は進行抑制が目標となること」「いずれは進行する可能性が高いこと」が伝えられた。
その後、Aさんは治療のために入院。担当看護師はインフォームドコンセントの内容に疑問を抱き、病棟での対応を話し合うことにした。

●倫理カンファレンス参加者

 リーダー看護師　 担当看護師　 主治医

 外来看護師　 中堅看護師

> ★倫理カンファレンスはリーダー看護師から提案
> ★退院後も継続的なかかわりができるようにするために外来看護師にも参加してもらうことに
> ★入院日に通常のカンファレンスとして実施

倫理カンファレンス参加者の意見

リーダー看護師

Aさんへの病状説明について意見交換したいと思います。長女はなぜ「病名は伝えないでほしい」のでしょうか？

Aさんは7年前に妻を看取った際、うつ状態になったそうです。長女は「病名を知ると治療を受ける気力がなくなる」と思っており、Aさん自身も「怖い話は聞きたくない」と言っています

担当看護師

過去の経験が影響しているのですね。でも、予後の見通しを伝えずに治療を進めて、Aさんは後悔しないでしょうか。すべての情報を伝えたうえで意思決定してもらわなくてよいのでしょうか

中堅看護師

病名告知していないので、踏み込んだ話がしにくいです。また、信頼関係が構築されていないなかで、どこまでAさんの思いを聞くか悩みました

外来看護師

Aさん自身が病名告知を希望していないので、「性質のよくないデキモノ」と説明しましたが、それ以上の質問はありませんでした。治療は希望しているので、治療内容と副作用は伝えています。説明書類に病名は書かれていませんが、「抗がん剤を使用する」と伝えても、特に反応はありませんでした

主治医

リーダー看護師

Aさんは、その説明書類をご覧になっているのですね

Aさんは病名を察していて、今後、看護師に尋ねてくるかもしれません。対応をチームで共有しておくべきかと思います

担当看護師

そうですね。ご家族とも今後の相談をしておきたいですね

リーダー看護師

⋮

患者の「知りたくない権利」を尊重する意義は？
告知せず治療を進めることで「患者が受ける不利益」は？

患者を取り巻く家族、医療者の認識

患者（本人）
怖い話は聞きたくない
治療は受ける

医師
進行を抑える目的で化学放射線療法を行うことになる

真実を伝えないことに倫理的問題はないか

**頭部血管肉腫で
CRTを行うAさん**

家族
病名を伝えたくない
治療は受けてほしい

本人から聞かれたときどう答えれば倫理的か

看護師
病名を知らないまま治療を開始してよいのか

事例の論点を整理する

この事例において大切なのは、「本人の知りたくない権利」と「家族の伝えないでほしい気持ち」にどのように対応するか、ということです。この2つに関して倫理原則による分析を行うために、臨床倫理4分割表（P.29）に基づいて情報整理をしました表1。

表1 臨床倫理4分割表に基づく情報整理

医学的適応	患者の意向
診断と予後（①②③） ●頭部血管肉腫で根治は困難。治療目標は進行の抑制。今後進行することが予想される **医学の効用とリスク（④⑤）** ● CRTの副作用は説明済み ●出血などのリスクがあり、早急な治療開始が必要	**患者の判断能力（①②）** ●説明された病状についての理解・認識はあり、意思決定能力はある **事前の意思決定（③）** ●怖いことは聞きたくない ●7年前に妻を看取ったときはうつ状態になった ●治療（CRT）は受けたいし、副作用は聞きたい
QOL	**周囲の状況**
●病名を伝えなければ、以前のようにうつ状態になることは避けられるかもしれない ●病名を伝えないと、隠しごとをしながら生活する家族の心理的な負担が生じる可能性がある ●病名を伝えないことで本人の知りたくない権利は守られている	**家族（①）** ●本人には病名を伝えずに説明してほしい ●妻を看取ったときのようなうつ状態にならないか心配 **医療者間に問題はないか（②）** ●中堅看護師・担当看護師：すべての情報を得ずに治療して本人は後悔しないか ●主治医：出血などのリスクを防ぐために治療は必要。病名は伝えていないが、抗がん剤を使うことと副作用の説明は行っている

※表内の番号は、P.29 表2 との関連性を示している

倫理的に考えるためのヒント

■患者の「知りたくない権利」も尊重する

患者の権利に関するリスボン宣言[1]では、自分に関する情報を知る権利と同様に、「患者は、他人の生命の保護に必要とされていない場合に限り、その明確な要求に基づき情報を知らされない権利を有する」と述べられています。

つまり、自律尊重の原則に基づくと、Aさんの「怖いことは知らないでおきたい」という選択を支えるのが最善となります。

一方、担当看護師は「インフォームドコンセントとは病名や治療目標、今後の見通しなどを伝えたうえで本人がどうしたいかを考えること」だと考えているため、病名すら知らされていない状況では十分なインフォームドコンセントが取れていると思えずにいます。再発したと

きのショックは非常に大きいため、根治は難しいと知らせることが「善行の原則」に則った対応だと考えているわけです。

しかし、本人の知りたくない権利が守られないことは「無害の原則」に反します。

つまり、本事例では自律尊重の原則と善行（無害）の原則が対立しており、看護師がジレンマに陥っている状況だ、と理解できます。

■家族の「伝えないでほしい」という気持ちについて考える

家族は、Aさんが妻を看取ったときのようにうつ状態となるのが心配で「告知をしないこと」を希望しています。

病名告知に家族が反対する場合、家族自身の気持ちが追いついておらず、自分の不安を患者に投影している場合がある[2]ことに注意が必要です。

本事例に当てはめて考えてみると、長女はAさんと同居しています。そのことから長女は、Aさんのことを思いやると同時に、長女自身もショックを受けていると考えられます。この点については、今後、情報収集を行って対応していく必要があります。

現時点で「最善」と考えられる倫理的な対応

■「なぜ知りたくないのか」を考える

患者に「病名を聞きたくない」と言われたら、「聞きたくない理由」を確認し、価値観や考え方を理解する必要があります。Aさんは「怖いから」というのが理由でしたが、何が怖いのか、何を知りたくて、何を知りたくないのか、細かく確認することも大切です。

医師は、Aさんに必要な治療を進めるために、病名を容易に想像できる薬剤名と副作用の説明を行っています。本来のインフォームドコ

ンセントでは、治療効果の見込みや予後（再発率や根治が困難であること）も含めて説明しますが、本事例では、医師が「Aさんの知らされない権利の尊重」を優先させる判断をしたことになります。

今後は、いつでも本人の気持ちを傾聴できるようにサポートし、タイミングを見ながら、本人の「知りたいという気持ち」に合わせて情報を伝えていく必要があります。

■家族の「伝えないでほしい」気持ちも大切にする

家族と患者の感情は、互いに影響し合いながら揺れ動きます。そのため、家族へのサポートも重要です。

まずは「突然の出来事でショックでしたね。1人で大変ではないですか」と長女の気持ちに寄り添い、現在の気持ちを傾聴し、受け止める

姿勢を示すことが大切です。

　その後「Aさんのことを一緒に考えていきましょう」と、ともに考えることを伝え、家族の思いも大切にしながら、病名告知について患者と家族の全員が合意に至るように話し合いを行うことが重要だと考えます。

その後の経過

　Aさんと、他県からかけつけた長男との話し合いのなかで、Aさんの「病名は怖いですね。聞きたくないです。副作用については知りたいし、治療はがんばりたい」という意向が確認できました。その思いをスタッフ間で共有し、Aさんが「知りたい」と申し出たときにはすべてを伝える、という方針になりました。

　翌日から治療が開始され、副作用にも対応でき、退院となりました。その後、気持ちが落ち着き、Aさんが「病名を知りたい」と希望したタイミングで、長女の同席のもと、病名告知がなされました。Aさんは落ち着いて説明を聞き、外来通院を継続されました。

　1回で話を完結させる必要はなく、本人の価値観を知り、本人の知りたいタイミングで何度も説明や話し合いを行うことが大切だということを実感した事例です。

（木村有里）

引用文献

1）日本医師会：患者の権利に関するＷＭＡリスボン宣言. https://www.med.or.jp/doctor/international/wma/lisbon.html （2024.4.24アクセス）.
2）森田達也, 田代志門：臨床倫理のもやもやを解きほぐす緩和ケア×生命倫理×社会学. 医学書院, 東京, 2023：6.

参考文献

1）日本老年医学会：高齢者ケアの意思決定プロセスに関するガイドライン 人工的水分・栄養補給の導入を中心として. http://www.jpn-geriat-soc.or.jp/proposal/pdf/jgs_ahn_gl_2012.pdf（2024.4.24アクセス）.
2）日本老年医学会：高齢者に対する適切な医療提供の指針. http://www. jpn-geriat-soc.or.jp/proposal/pdf/geriatric_care_ GL.pdf（2024.4.24アクセス）.

家族の意思決定を支える
場面での倫理的調整

　生命にかかわる代理意思決定の場面では、家族のさまざまな思いが交錯します。その判断が生命予後に直結する難しさがあるため、倫理的問題が生じやすいことは、みなさんも臨床で実感していることと思います。

　ここで取り上げるのは、事前の意思決定では患者も家族も「気管挿管はしない」方針だったものの、いざという場面で家族が「気管挿管してほしい」と希望した事例です。患者本人が生命の危機状態にあって意思決定できない状況で、患者本人の意思に反する家族の意思決定を優先してよいのか考える目的で話し合いをもちました。

事例紹介

●患者の情報

80歳代、男性、自宅で妻と2人暮らしのBさん。長女、長男は自宅近隣に居住。
COPD（chronic obstructive pulmonary disease：慢性閉塞性肺疾患）で1年前にHOT（home oxygen therapy：在宅酸素療法）を導入。10年前に禁煙（喫煙指数920）。
慢性腎臓病のため内シャントを造設し、血液透析を導入予定。
ADLは、寝室からトイレまで移動する程度。

●これまでの経過

＜3日前＞

呼吸困難感を主訴に緊急入院。肺炎・胸水貯留による呼吸不全で、気管挿管による人工呼吸管理の可能性があるため、救急外来でBさんと家族（妻、長女、長男）に病状説明と意思確認を行った。Bさんは、気管挿管による人工呼吸管理は希望せず、その意向に家族全員が同意した。この時点での治療方針は「透析やNPPV（non-invasive positive pressure ventilation：非侵襲的陽圧換気）は施行するが、気管挿管による人工呼吸管理はしない」と医療者間で共有された。

＜本日＞

NPPVによる呼吸管理や薬物療法により、呼吸状態は改善傾向にあったが、頻回の咳嗽がきっかけで呼吸状態が悪化。NPPVの設定調整や胸水穿刺を行ったが改善せず、バッグバルブマスクによる用手換気を開始。
気管挿管の要否を再度確認するため、家族に病状説明を行った結果、長女が人工呼吸管理を強く希望し、妻と長男も同意したため、気管挿管をする方針に変更することになった。

●倫理カンファレンス参加者

 リーダー看護師　 担当看護師　 主治医

★倫理カンファレンスはリーダー看護師が提案
★時間的猶予がないため、緊急で倫理カンファレンスを開催

倫理カンファレンス参加者の意見

リーダー看護師

「人工呼吸管理は希望しない」と事前に意思表示していたBさんの治療方針を、家族の希望に沿って変更することについて、意見を聞きたいと思います。○○先生の見解はいかがですか？

主治医

CO_2ナルコーシスによる意識障害や高度のアシドーシスがあり、生命維持には人工呼吸管理が必要です。ただし、人工呼吸管理を行う医学的適応はありますが、COPDで、もともと肺機能が悪いため、救命できても人工呼吸器を離脱できない可能性が高いです
病状説明では、事前の希望に沿って「これ以上の治療はせず、苦痛を緩和する治療に移行すべきか」の意思確認をしました。家族が人工呼吸管理を強く希望したため、生命維持のため人工呼吸管理を開始する方針に変更します

リーダー看護師

病状説明のとき、家族はどのような様子でしたか？

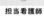
担当看護師

妻と長男は「救命してほしい気持ちはあるが、本人の意思も無視できない」と涙を流し、迷っている様子でした
遅れて病状説明に参加した長女が「人工呼吸器をつけなければ、すぐに亡くなりますか？ 少しでもよくなる可能性があるなら治療してほしい。後悔したくない。父は、今（3日前）がしんどいから弱気なことを言っているが、がんばってほしい」と訴えました。その思いを受けて家族内で話し合い、人工呼吸管理を希望されました

リーダー看護師

急激な病状の悪化に対し、家族は心の整理をできていないように思います
BさんはCO_2ナルコーシスの影響で意識障害があり、意思疎通を図れない状況でしたね

担当看護師

家族間で、このような場面を想定した事前の話し合いはされていないと感じました
Bさんは「機械（人工呼吸器）につながれてまで生きたくない」と言っていたのに、家族の思いで治療方針を変更してよいのでしょうか？ 私は、Bさんの尊厳が守られていないと思います

リーダー看護師

Bさんの意思と、家族の思いの「どちらも尊重すべき」と葛藤が生じます
○○先生、医学的に人工呼吸管理の適応と判断されましたが、人工呼吸器を離脱できない可能性を家族は理解し、同意したということでよろしいですか？

人工呼吸器を離脱できずに最期を迎える可能性は説明しました。そのうえで「Bさんには負担をかけるが、それでも治療してほしい」と希望しています。治療を行わないと、家族に後悔の念が強く残ると思います

主治医

リーダー看護師

わかりました。カンファレンスを通じてみなさんの意見を共有できました。時間の制約もあります。Bさんへの人工呼吸管理開始について、医療チームとして方針転換ということでよろしいですか？

（しぶしぶ）わかりました

担当看護師

家族の代理意思決定が、患者の事前意思と異なる場合、看護師としてどのように考え、介入を行えばよいでしょうか？

患者を取り巻く家族、医療者の認識

患者（本人）
意識障害、生命の危機
事前意思は「気管挿管はしない」

医師
人工呼吸管理を開始しないと家族に後悔が残る

Bさんの
生命維持には
人工呼吸管理が
不可欠

患者の尊厳と家族の思いのどちらを尊重するのが倫理的か

家族（長女）
患者（父）に負担をかけてしまうが救命してほしい

看護師
患者の事前意思に反してよいのか。家族間の話し合いは十分か

事例の論点を整理する

本事例の倫理的問題は、生命の危機的状況になった際、事前意思と異なる家族の代理意思決定により、Bさんの「自律尊重の原則」が守られていないことです。

倫理的問題を分析するために、臨床倫理4分割法を用いて情報を整理しました 表1 。

表1 臨床倫理4分割表に基づく情報整理

医学的適応	患者の意向
診断と予後（①） ● CO$_2$ナルコーシスでは、呼吸自動調整能の障害に伴う肺胞低換気により、二酸化炭素が貯留し、意識障害、高度の呼吸性アシドーシス、自発呼吸の減弱を認める ● NPPV による呼吸状態の改善を認めない場合、気管挿管による人工呼吸管理を行わなければ、生命維持は困難で、予後は数時間と予測される **医学の効用とリスク・治療が奏効する確率（③）** ● COPD 急性憎悪の場合、気管挿管による人工呼吸管理の適応は、安定期の状況、増悪原因と可逆性、救命後の生命予後などから総合的に判断すべき（離脱困難となる可能性がある） ● 気管挿管を行った COPD 患者の救命率は82％と高い[1]。人工呼吸管理後、薬物療法や呼吸リハビリテーションなどで人工呼吸器を離脱できる場合もある	**患者の判断能力（①）** ● 現在、CO$_2$ナルコーシスによる意識障害のため、意思を確認できない **事前の意思決定（④）** ● 緊急入院時は意思決定能力があり、「機械につながれてまで生きたくない」と意思表示 **治療に協力的か非協力的か（⑥）** ● HOT や血液透析導入など治療意欲はあり、入院後の治療には協力的 ● 苦痛を伴う処置はしたくないが、孫の成長を見届けたいなど生きる希望がある
QOL	**周囲の状況**
● 入院前より ADL 低下がある ● 人工呼吸器離脱困難となった場合、さらなる ADL 低下の可能性がある。これ以上の治療介入はせず、苦痛緩和を図りながら家族との時間を過ごす選択肢がある	● 妻と2人暮らしで、近くに長男と長女が在住し、Bさんと妻をサポート ● 家族関係は良好

※表内の番号は、P.29 表2 との関連性を示している

倫理的に考えるためのヒント

■人の感情は「揺らぐ」ものである

意思決定支援では、患者の意思決定を尊重するのが原則です。本事例のように、患者が意識障害のために代理意思決定が必要となる場合は、患者の推定意思を尊重し、話し合いを通じて治療方針の合意形成を進めます。

しかし、生命の危機的状況かつ時間的猶予がないなかで代理意思決定を行う家族には、過大な精神的負担がかかります。

病状経過が緩やかなときは「苦痛を伴う治療はしたくない」と意思表示していた患者家族が、

治療経過や死が現実味を帯びてきた段階で意思決定を変化させることは、当然の反応と考えます。人の感情は揺らぐのです。

■「医療者の価値観」を押しつけない

『人生の最終段階における医療・ケアの決定プロセスに関するガイドライン』では、治療の開始や変更、中止などは、医療・ケアチームにより医学的妥当性と適切性を基に慎重に判断すべき[2]とされています。

看護師は、代理意思決定の過程で、医師と患者家族それぞれの立場で「知る権利として、治療の選択肢と、その選択に伴うリスクと利益、確率などが、わかりやすい言葉で情報提供されているか」「説明内容と現状を、家族が正しく理解できているか」「患者にとって何が最善か考えられているか」の視点でアセスメントします。

家族が複数人の場合は「家族間の関係性や力関係」「家族間で意見が統一されているか」の視点でアセスメントすることが必要です。そのうえで医療者は、自己の価値観を押しつけない姿勢を保ち、患者家族の思いを受け止め、肯定しながら意思決定に寄り添うことで合意形成を進めます。

本事例では、時間的猶予がない状況で、家族全員がBさんの事前意思を共通認識としてもったうえで話し合い、家族間で統一した意見を導くことができていること、COPD急性増悪における人工呼吸管理の医学的妥当性と適切性を鑑みて、心理的葛藤を抱きながら治療方針が変更されました。

臨床につながる ワンポイントアドバイス

看護師が治療方針に十分に納得できないまま治療介入が進むことは、臨床では少なくありません。

本事例でしぶしぶ同意した担当看護師は、状況が落ち着いた段階で、看護管理者を含めた看護師間での情報共有を通じて、自己のなかで受け止めていくこととなるでしょう。

現時点で「最善」と考えられる倫理的な対応

■代理意思決定後の家族を支える

医師の職責は「予後の予測をしながらも、家族が治療を望む場合、生命維持のために尽くすこと」です。

看護師の役割は「意思決定のプロセスに参画し、家族の代理意思決定を支援し、どのような結果となっても意思決定をした家族を支えること」です。家族は、意思決定を決断した後も「あの選択は正しかったのか…」など、迷いや不安、後悔を感じているためです。

そのため看護師は、Bさんの全身状態が安定した時期を見計らい、心理的ケアとしてリモート面会を提案しました。リモート面会で、Bさんが生命の危機状況を脱したことを家族に伝えるとともに、意思決定に寄り添った声かけを行い、家族の代理意思決定を支えました。

その後の経過

　人工呼吸管理後の治療が奏効し、Bさんは、7日後に人工呼吸器を離脱し、64日後に徒歩で退院しました。

　退院までの間、人工呼吸器管理が再度必要となる状況に備え、本人・家族間の意思の相違について倫理サポートチームが介入しました。Bさんは「難しいことを聞くなよ。長生きはしたい」「とにかく痛いのは嫌」と笑顔で話し、人工呼吸管理への明確な拒否はありませんでした。家族の代理意思決定が命をつなぎ、生きる希望を与え、Bさんの意思決定を変化させたといえるでしょう。

（北違孝和）

引用文献

1）日本呼吸器学会編：COPD（慢性閉塞性肺疾患）診断と治療のためのガイドライン第6版. メディカルレビュー社, 大阪, 2022：155-156.

2）人生の最終段階における医療の普及・啓発の在り方に関する検討会編：人生の最終段階における医療・ケアの決定プロセスに関するガイドライン解説編. https://www.mhlw.go.jp/file/04-Houdouhappyou-10802000-Iseikyoku-Shidouka/0000197702.pdf（2024.4.24アクセス）.

参考文献

1）日本クリティカルケア看護学会, 日本救急看護学会監修：救急・集中ケアにおける終末期プラクティスガイド. 医学書院, 東京, 2020：67-75.

2）比田井理恵：慢性呼吸不全の急性憎悪でICU入室. 重症集中ケア2021；20（5）：48-54.

3）川端千壽：高齢患者の家族ケア・意思決定支援に難渋した事例. 重症集中ケア2022；21（4）：35-38.

病気をもつ親と子の時間を支える
場面での倫理的調整

　育児中のがん患者は、子どもに自分の"がん"をどのように伝えればよいのか、さらには根治が難しい場合には、親の"死"について子どもに伝えるべきかという難しい課題を抱えます。

　ここで取り上げるのは、そういった状況にある親と子にかかわり、看護師がジレンマを感じた事例です。

事例紹介

●患者の情報
30歳代、女性、専業主婦のCさん。夫（30歳代の会社員）と子ども（10歳の娘）と3人暮らし。
3か月前、胃がんで腹膜播種があることが判明。医師からは「治療が奏効しなければ余命は数か月」と説明された。
Cさんは「娘のために少しでも長生きしたい」と抗がん剤治療を希望。同時に、最期まで家族と過ごせるように在宅医や訪問看護も導入した。

●これまでの経過
Cさんは当初「他人から"ママは、がんだ"と聞かされたらかわいそうなので、私から"ママは、がんになったけど、治療したら治る"と伝えようと思っている」と話したため、外来看護師は、子どもへの伝え方に関する資料を用いて、伝えるための支援を行った。
しかし、次の外来で「やっぱり伝えられない。現状を受け入れることなんてできない。夫とも相談して、娘には何も伝えないことにした」と話したため、看護師はCさんの揺れる思いを傾聴し、見守ることにした。
その後の外来で、Cさんは「娘が友だちと遊ばなくなり、家に閉じこもるようになった。どうしたらいいかわからない」と涙を流した。外来看護師は「今の生活を大切にしたいから、子どもに病気のことを伝えないというCさんの意向は尊重したいが、はたしてそれは最善の選択なのだろうか？」と悩み、リーダー看護師に相談し、話し合いをもつこととなった。

●倫理カンファレンス参加者

 リーダー看護師　　 外来看護師

 主治医　　 訪問看護師

> ★倫理カンファレンスは外来看護師から相談を受けたリーダー看護師が提案
> ★主治医・外来看護師および訪問看護師への調整を行った

倫理カンファレンス参加者の意見

> ○先生、まず、Cさんの病状についてお話いただけますか？

リーダー看護師

抗がん剤の効果は期待できず、余命は1か月程度と考えられます。次回のCTで腫瘍が増大していれば、Cさん夫妻に「抗がん剤治療は終了し、症状緩和に専念する」ことを説明します。子どもと過ごせる時間は限られています。子どもにも後悔が残らないよう、病気のことを伝えたほうがよいと思います

主治医

同感です。入院や通院で母親が側にいない状況は初めてで、不安や孤独感が強まっているようです。10歳なら状況を話せば理解でき、母親の役に立ちたいと思うのではないでしょうか

訪問看護師

私にも子どもがいるので、Cさんの思いはよくわかります。親が死んでしまうことを伝えるのは精神的な負担が大きいです。夫と話し合って決めたなら「家族の価値観」と考えられますし、一概に病気のことを伝えるほうがよいとはいえないと思います

外来看護師

リーダー看護師

Cさんは、がんと診断されてからわずか3か月です。受け入れられないのは当然だと思います。でも、余命が限られているからこそCさんと子どものコミュニケーションが大切だと思います。医療者の価値観を押しつけることなくCさんの意向を尊重し、家族との大切な時間が過ごせるように話し合いませんか

このような状況下の親と子に、何を大切にしてかかわりますか？

患者と家族を取り巻く医療者の価値観

医師
残された時間が限られている。子どもにも後悔を残さないために、伝えたほうがよい

訪問看護師
子どもの不安・孤立感軽減のため伝えたほうがよい。子どもにも「母親の役に立ちたい」という思いがあるのではないか

Cさんと夫
「子どもにショックを与えたくない、病気のことは伝えない」

中堅看護師（子育て経験あり）
子どもに伝えるのはCさんの精神的負担が大きい。家族の価値観があり、一概に伝えることがよいとはいえない

リーダー看護師
Cさんと子どもの良好なコミュニケーションを取り戻すことが大切。Cさんの意向を尊重し、家族との大切な時間を過ごすための支援を考えるべき

事例の論点を整理する

まず、Cさんの子どもは未成年で「真実を知りたい」あるいは「知りたくない」という権利は誰にあるのかを理解することが必要です。

次に、Cさんは現在のところ「真実を伝えない」ことを決心しましたが、このことによって生じるCさんおよび子どもへの影響を考えます。倫理的観点からみた「利益と不利益」にはどのようなことが考えられるかを整理しましょう。

最後に、今後、終末期に移行していくCさんの思いに対してACP（advance care planning：

臨床につながる
ワンポイントアドバイス

外来看護師は、診断時より患者の揺れる思いに寄り添い、これまで子どもに伝えるための支援を行ってきました。だからこそCさんの変化にいち早く気づくことができたといえます。倫理カンファレンスではCさんの生活や子どもとかかわる訪問看護師、子育て中の中堅看護師からも意見が出ました。

アドバンス・ケア・プランニング）の視点を看護ケアにどのように活かせるかも検討します。

倫理的に考えるためのヒント

■未成年の子どもの権利

子どもの権利条約[1]では、18歳未満の子どもに対しては、基本的に、親が子どもの最善の利益を追求することが求められています。現在、Cさんと夫は子どもには伝えないことが最善であると判断しているため、その意思決定を尊重することになります。

しかし、今後、気持ちの変化が生じうるため、いつでも相談できるよう信頼関係をつくっていくことが重要であると考えます。

■伝えないことの利益と不利益

Cさんが「伝えない」と意思決定した理由（利益）は、以下の3つです。

- 子どもにショックを与えたくない
- 自身の精神的な負担が少ない
- 今の生活を維持すること

しかし、その意思決定によって（何も知らされない）子どもに変化が出てきています。このままの状態が続くと、子どもの体調不良が生じるだけでなく、Cさんが安心して治療・療養で

きなくなることは、家族にとって不利益となります。そのため、医療者は善行あるいは無危害の原則に従い、子どもに伝えることが最善と考えています。

しかし、倫理的な観点からは、Cさんの「現状を受け入れることができない」という揺れる思いに寄り添うことも善行あるいは無危害の原則を守ることになり、重要です。

現時点で「最善」と考えられる倫理的な対応

■ ACP の考え方をケアに活かす

　がんの罹患や死に関することを「伝える／伝えない」の二者択一では、Cさんは答えが出せずに苦悩が続くことが考えられます。そのため「伝えること／伝えないこと」の本来の目的に戻って考える必要があります。

　ACPとは、人生の最終段階の医療・ケアについて、本人が家族などや医療・ケアチームと事前に繰り返し話し合うプロセス[2]です。医療のみならず「どのように過ごしたいのか」というケアの視点が重要となります。

　Cさんが"伝えない"と意思決定した根底には「子どもにショックを与えず、よい母親であり続けたい」「最期まで家族と一緒に過ごした

い」という思いがありました。たとえ真実を伝えられなくても、不利益が生じるリスクにどのように対応するのか、Cさんや子どもを含む家族と対話を重ねて、一緒に考えていくことが必要だと考えます。今回のカンファレンスでは、

- Cさんや家族の思いを傾聴し、信頼関係をつくっていくこと
- 子どももCさんのケアに参加できるように配慮すること
- 子どもの行事に参加できるように、症状コントロールを強化すること

という3つの目標を共有し、在宅医や訪問看護と連携していくことになりました 図1。

図1 Cさん家族にどうかかわるか：カンファレンスでの論点整理

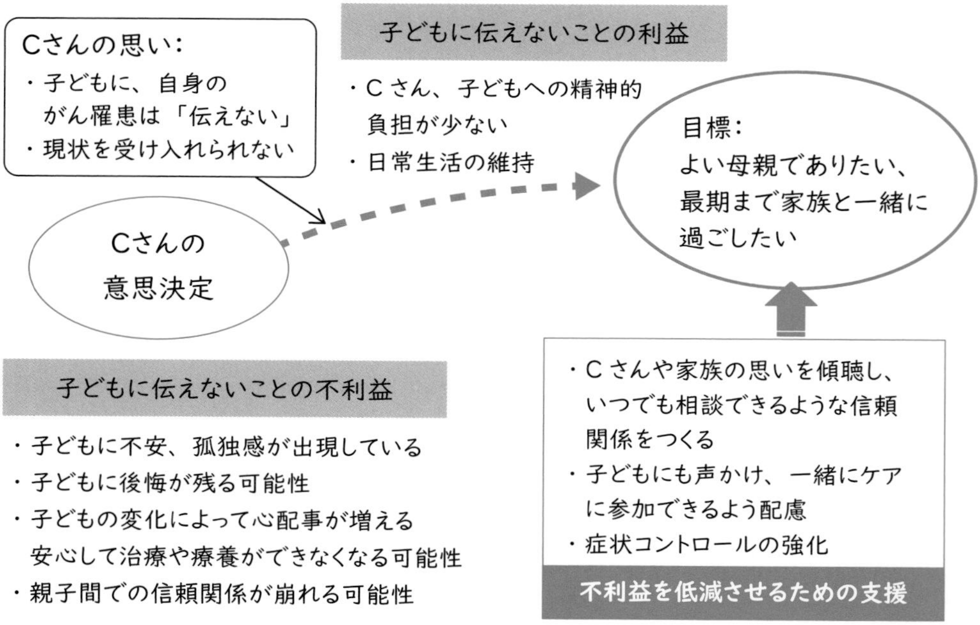

Cさんの思い：
- 子どもに、自身のがん罹患は「伝えない」
- 現状を受け入れられない

Cさんの意思決定

子どもに伝えないことの利益
- Cさん、子どもへの精神的負担が少ない
- 日常生活の維持

目標：
よい母親でありたい、最期まで家族と一緒に過ごしたい

子どもに伝えないことの不利益
- 子どもに不安、孤独感が出現している
- 子どもに後悔が残る可能性
- 子どもの変化によって心配事が増える　安心して治療や療養ができなくなる可能性
- 親子間での信頼関係が崩れる可能性

- Cさんや家族の思いを傾聴し、いつでも相談できるような信頼関係をつくる
- 子どもにも声かけ、一緒にケアに参加できるよう配慮
- 症状コントロールの強化

不利益を低減させるための支援

■最期まで「希望」に寄り添い続ける

看護師は、信頼関係をつくりながらCさんの希望を聴き、実現に向けて調整しました。疼痛マネジメントを強化したことで、子どもの運動会や音楽会にも参加できました。

その経過のなかで、Cさんは「子どもに忘れないでほしいこと」を書き留め、リビングの壁に貼っておくことを決心されました。その内容は、自身が亡くなった後のことを思い「大きな声で、挨拶をしようね」「帰ってきたら手洗い・うがいを忘れないでね」といった母親として教えておきたい数々のメッセージでした。

その後の経過

まもなくCさんは、家族に見守られるなかで、穏やかな看取りのときを迎えました。お見送りの際に着ていたワンピースは、子どもが「Cさんが生前お気に入りだったから」と選んでくれたそうです。

Cさんは、子どもに病気のことを直接伝えませんでしたが、母親の愛情は子どもへとしっかり伝わっていると考えます。医療者は、患者の意向を尊重し、そのなかで最善を尽くすことが重要だと考えます。

（今西優子）

引用文献

1）外務省：児童の権利に関する条約.
　https://www.mofa.go.jp/mofaj/gaiko/jido/zenbun.html（2024.4.24アクセス）
2）厚生労働省：人生の最終段階における医療・ケアの決定プロセスに関するガイドライン解説編.
　https://www.mhlw.go.jp/file/06-Seisakujouhou-10800000-Iseikyoku/0000197721.pdf（2024.4.24アクセス）

治療中止の意思決定を支える
場面での倫理的調整

心不全により、心臓デバイス（ペースメーカ、ICD、CRT など）植込みを行っている患者は年々増加しています。それに伴い、臨床ではしばしば「ショック機能付きデバイスを挿入している終末期患者のショック機能を停止するかどうか」の議論が行われます。

実際にショックが作動した場合、ショックによって意識を失う患者が半数、胸を強く前蹴りされたぐらいの衝撃を受ける患者が半数といわれます。しかし、亡くなるまでにショックが作動する（致死性不整脈が発生する）かどうかは、そのときになってみないとわかりません。ここで取り上げるのは、そのような場面でジレンマを抱えた看護師の事例です。

事例紹介

●患者の情報
70歳代、女性、夫と２人暮らしのDさん（子どもはいない）。
心不全で、5年前にCRT-D（両心室ペーシング機能付き植込み型除細動器）植込み術を受けた。
多量の強心薬も使用している。

●これまでの経過
心不全の状態悪化に加え、肺炎を併発したため緊急入院。検査の結果、多臓器不全が進行していること、強心薬に依存している状況で、主治医は予後1週間程度と判断。
CRT-Dの場合、致死性不整脈が出現した場合、自動的にショック作動が行われる。状態がそこまで悪化していなければショックによって正常洞調律に戻るが、Dさんのように状態がかなり悪化している場合、ショックが作動するような致死性不整脈が出現すると、ショックが作動しても救命につながらず、結果として不要な苦痛だけを加えることになる。そのため主治医は除細動機能を停止したほうがよいと判断し、Dさんと夫にそのことを伝えた。
その後、かかわる看護師が今後どのように対応すればよいか、倫理カンファレンスを行うこととなった。

●倫理カンファレンス参加者

 慢性心不全看護認定看護師　 担当看護師

 リーダー看護師　 主治医

 医師（緩和ケアチーム）　 臨床心理士

> ★倫理カンファレンスは慢性心不全看護認定看護師から提案
> ★主治医から「倫理カンファレンスをすべき」と助言されて開催
> ★オブザーバーとして、緩和ケアチーム医師、臨床心理士にも参加を依頼

※ICD（implantable cardioverter defibrillator）：植込み型除細動器
　CRT（cardiac resynchronization therapy）：心臓再同期療法

倫理カンファレンス参加者の意見

慢性心不全看護
認定看護師

心不全で入院されているDさんのCRT-Dのショック作動OFFについて、みなさんで考えたいと思います

（うなずいて）
Dさんと夫はDNARで延命処置は望まないという意思表示をしています。そのため、ここではCRT-Dのショック作動をOFFにするのがベストかどうか、が論点となります

主治医

昨日、夫が面会に来たときに、△先生（主治医）からショック作動OFFについて説明がなされました

リーダー看護師

慢性心不全看護
認定看護師

説明に立ち会った○さん（担当看護師）から、共有いただける情報はありますか？

Dさんは長年闘病してきて、以前から「自分のことは自分で決めたい」と言っています
一方、先日面会に来た夫は「可能性があるなら最期まであきらめたくない」と言っていました

担当看護師

慢性心不全看護
認定看護師

夫の気持ちを聞いたDさんは、どのような様子でしたか？

「もう十分生きたから、△先生（主治医）がおっしゃるとおり、最期を静かに迎えたい、延命処置は望まない」と話していました

担当看護師

慢性心不全看護
認定看護師

夫にとって、つらい意思決定ですね

はい
夫は「OFFにして、そのまま様子をみよう」と何度も説得していましたが、Dさんの意思は変わりませんでした
ただ、Dさんは「OFFにするタイミングは自分が決めるので、少し時間がほしい」と言い、夫もそれに同意しました

担当看護師

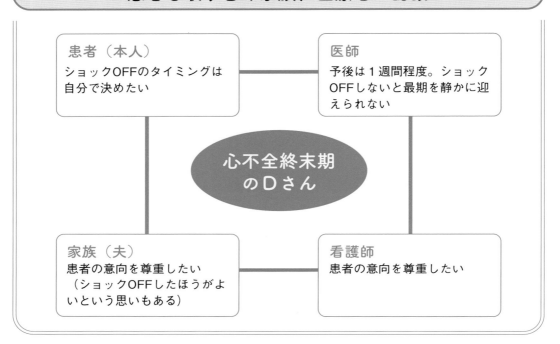

> このような状態で、あなたは除細動機能停止についてどう考え、
> 患者・家族をどうサポートしますか？

患者を取り巻く家族、医療者の認識

患者（本人）
ショックOFFのタイミングは
自分で決めたい

医師
予後は1週間程度。ショック
OFFしないと最期を静かに迎
えられない

**心不全終末期
のDさん**

家族（夫）
患者の意向を尊重したい
（ショックOFFしたほうがよ
いという思いもある）

看護師
患者の意向を尊重したい

事例の論点を整理する

本事例では、以下のような複数の倫理的ジレンマが生じています。

● 「今は除細動機能を停止しないでほしい」という患者の思いを尊重すべき（善行の原則）か、「今のうちに除細動機能を停止しないと、静かな最期を迎えられない」という医学的な判断を尊重すべき（無危害の原則）か

● 「延命治療はしない」という患者の思いを尊重すべき（善行の法則）だが、「可能性があるなら最期まであきらめたくない」という夫の思いにも配慮したい（忠実義務と公正の原則）など

倫理カンファレンスの内容と介入によって明らかになった関係者の思いを臨床倫理4分割表に沿って整理していきましょう。

表 臨床倫理4分割表に基づく情報整理

医学的適応	患者の意向
診断と予後（①）	患者の判断能力（①）
●多臓器不全が進行し、強心薬依存状態である ●肺炎も併発しており、予後は週単位ではないか 医学の効用とリスク（③） ● CRT-D 植込み患者の約20％は、死の1か月前にショック作動による苦痛を経験し、QOL が低下する[1] ●これまでショックが作動したことがないため、現時点でショック OFF にすれば、不要な苦痛を経験せず、静かな最期を迎えられる	●以前から「自分のことは自分で決めたい」と話していた。医師の説明を受けた後も「OFF にするタイミングは自分で決めたい」と話しており、一貫性がある ●ショック作動による苦痛については「今まで1度も除細動は起こっていないため、怖くない」と話している
QOL	**周囲の状況**
●夫と2人暮らしで、子どもはいない ●夫はDさんに苦痛を与えたくないため、ショック OFF を希望しているが、本人の意向を尊重したい	● Dさんと夫の「意向の差」に、どのように折り合いをつけるべきか ●夫のサポートをどうすべきか

※表内の番号は、P.29 表2 との関連性を示している

倫理的に考えるためのヒント

■「患者本人が意思決定」できるタイミングで説明するのが理想

CRT-D 植込み患者では、亡くなる1か月前に約20％がショック作動による苦痛を経験し、QOL が低下する[1] と報告されています。そのため、終末期に苦痛緩和の観点から考慮するショック機能の停止について、患者・家族と医療者でその是非を議論する場合があります。

説明と議論は、患者本人が意思表示できる間に、家族も交えて行うことが重要です。議論の場に医療者が立ち会うことで、患者に「最期のとき」が来た際に、家族だけが代諾者として悩み苦しむことを回避できます。

医療者は、患者の意思決定を支援し、それを家族が受け入れられるように伝えることが役割です。医療者としての見通しを明確に伝え、そのうえで患者が望むことに寄り添いましょう。

現時点で「最善」と考えられる倫理的な対応

■患者の意向を最優先する

倫理的に考えると、意思決定能力のあるDさん本人の意向を最大限に尊重するのがベストな判断です。

そのため、Dさんが希望するまでは、除細動機能を停止しないことを確認し、医療者間で共有しました。

■患者と相反する気持ちをもつ「家族」を支える

倫理カンファレンス後、臨床心理士から「夫は妻（患者）の意向を尊重したが、最期を迎えたときに、後悔の気持ちが出てくる可能性がある」という見解が新たに共有されました。

その見解を聞いた担当看護師が、どのように対応したらよいか助言を求めたところ、臨床心理士から「夫の来院時、簡単でもよいので夫の意思決定に関するねぎらいの言葉をかけるのがよい」とアドバイスがありました。

そこで、再度スタッフ間で話し合い、夫が来院したときは「Dさんの体調に変化がないか、様子を詳細に伝える」などの細やかなコミュニケーションを図っていくこととなりました。

その後の経過

倫理カンファレンスの4日後、Dさんは静かに永眠されました。亡くなる前に致死性不整脈は起こらなかったので、ショック作動による苦痛が生じることもありませんでした。

夫は「最期まで電気ショックが起こらなくてよかった。どうすべきか迷ったが、本人の思いどおりにしてあげられてよかった。長年の闘病で苦しい思いもたくさんしたと思うが、みなさんのおかげで安らかな最期を迎えられたことが救いです」と話してくれました。

（石井裕輝）

引用文献

1）日本循環器学会, 日本心不全学会, 日本脳卒中学会 他編：循環器疾患における緩和ケアの提言2021改訂版. https://www.j-circ.or.jp/cms/wp-content/uploads/2021/03/JCS2021_Anzai.pdf（2024.4.24アクセス）.

慢性疾患を生きる患者を支える
場面での倫理的調整

　慢性疾患の進行は、疾患によって大きく異なります。多くの場合、直線的な経過ではなく、増悪と改善を繰り返しながら徐々に悪化するため、予後予測に苦慮します。

　急性増悪と終末期の区別が難しいことから、患者やその家族は「まだ自分たちは大丈夫」「これまでと同様に回復するはず」と、医療者の考える経過とのズレが生じやすいのが特徴です。ここで取り上げるのも、そのような場面でジレンマを抱えた看護師の事例です。

事例紹介

●患者の情報

　60歳代、男性、妻（パート勤務）と2人暮らしのEさん。全身性強皮症と間質性肺炎を有する。
＜4年前＞
皮膚硬化とレイノー現象が出現し、強皮症と診断された。同時期に労作時の呼吸困難が出現し、胸部CTで間質性肺炎と診断された。
＜3年前＞
皮膚硬化進行・間質性肺炎増悪のためプレドニゾロン内服とシクロホスファミドパルス療法6コース施行。翌年には気胸も合併。
＜1年前＞
細菌性肺炎で4度の入院（抗菌薬投与、気管挿管による人工呼吸管理、HFNC）を経験。免疫抑制薬による肺炎再燃を防ぐため原疾患治療を中止し、オキシマイザー™で酸素流量調整後、介護保険・往診医・訪問看護を導入し、発熱時の抗菌薬内服に関する指導を受け、自宅退院。
近隣に住む2人の息子とはよく連絡を取り合っており、孫の成長を楽しみにしている。

●これまでの経過

　下痢による頻回なトイレ移動をきっかけに、活動後のSpO$_2$が60％台まで低下したためICUに緊急入院。炎症反応の上昇・左胸水の増加がみられ、細菌性肺炎の疑いで抗菌薬投与を開始。体動でSpO$_2$が60％台に低下するためHFNCを導入したが、シバリングとともに脈拍と血圧が上昇し、NPPVを導入。その後、呼吸状態が徐々に改善し、3日目にオキシマイザー™に変更、一般病棟へ転棟。
　主治医から、Eさんと妻へ「現在は安定しているが、今後状態が悪化したら気管挿管が必要であること」「今回乗り越えても、短期間で肺炎を繰り返し、そのつど緊急入院を繰り返すつらい状況となりうること」「気管挿管が必要な状況で、気管挿管しないと亡くなる可能性があること」が伝えられた。その後、かかわる看護師（プライマリケアチーム）が今後どのように対応するべきか、話し合うこととなった。

●倫理カンファレンス参加者

 リーダー看護師　 担当看護師　中堅看護師

 主治医　　医療ソーシャルワーカー

> ★倫理カンファレンスはリーダー看護師から提案
> ★プライマリケアチームで共通認識をもつため、中堅看護師、医療ソーシャルワーカーにも参加してもらうことに
> ★病棟で開催する退院支援カンファレンスを活用して倫理的問題について話し合った

※HFNC (high-flow nasal cannula oxygen)：高流量鼻カニュラ酸素療法
　NPPV (non-invasive positive pressure ventilation)：非侵襲的陽圧換気

倫理カンファレンス参加者の意見

リーダー看護師

Eさんの今後について、担当しているチームのみなさんと一緒に考えていきたいと思います
Eさんは、どのように自身の病状を理解し、短期間に入退院を繰り返していることをどのように認識しているのでしょうか？

「次はきっと命がもたないが、気管挿管は望まない。マスクの呼吸器にとどめてほしいけれど、息子たちにはその気持ちは伝えていない」とのことです。体調悪化前に「家に帰って整理ぐらいはしておきたい。できれば少しでも長く家にいたい」と言っています

担当看護師

リーダー看護師

同席していた妻の気持ちを聞くことはできましたか？

「気管挿管を嫌がる気持ちは十分わかるが、命をあきらめることはできない。もう一度家に帰ってきてほしいので、状態悪化時は気管挿管してほしい」とのことです

担当看護師

Eさんは、自身の状況を楽観的にとらえていると思います。少しの体動で酸素化が悪くなるので安静を促しても、1人で勝手にトイレに行ってしまうような行動がみられ、自宅で安全に生活できるか心配です

中堅看護師

「動くとしんどい」という自覚はあるようですが、「トイレくらいは自分で行きたい」とも思っているようです

担当看護師

低酸素に慣れていて、SpO_2低下と自覚症状のギャップが大きいのかもしれません
SpO_2低下があっても、本人は「大丈夫」と思って動いた結果、無理をして救急搬送を繰り返すことになると思います

中堅看護師

抗菌薬治療は有効だと思います。ただ、重症呼吸不全であることは間違いなく、無理をして心負荷から肺高血圧が悪化することを懸念します
誤嚥は嚥下機能の低下・咳嗽反射の消失によるもので、精査をしましたが、原因ははっきりしません。強皮症に伴う食道拡張から逆流もしやすいと考えられ、今後の栄養サポートも課題と考えます

主治医

リーダー看護師

病状は厳しいようですね。ご家族の様子はどうですか？

妻の気持ちは揺れています。少しでも長く生きてほしいが、これ以上つらい思いはさせたくない。「家に帰りたい」という希望を叶えたいが、また自宅で急変したら…という不安もある。病状説明直後は混乱していたので、フォローが必要と思います

担当看護師

本人の気持ちは尊重したいものの、自宅で安全に生活できるか疑問です。医療依存度が高く、急変の可能性が高いので、妻の負担が大きく心配です

医療ソーシャルワーカー

リーダー看護師

Eさんとご家族と、今後の療養生活について、改めて話し合わないといけませんね
息子さんや在宅医療チームの協力は得られそうですか？

自宅で急変したら、妻はまた救急車を呼ぶと思います。その場合、救命目的で気管挿管が実施され、Eさんの望まぬ結果となりえます。救急隊も困るのではないでしょうか

中堅看護師

Eさんの「家に帰りたい」という希望は、
無謀な望みだと思いますか？

患者を取り巻く家族、医療者の認識

患者（本人）
気管挿管はしたくない
少しでも長く家にいたい

医師
状態悪化時は気管挿管が必要。重症呼吸不全で誤嚥への対応も必要

病状説明は
十分か

誤嚥による
肺炎を繰り返す
Eさん

家族
生命の危険があるなら挿管してほしい。家に帰りたいという希望は叶えたいが、急変時の不安がある

患者と家族の思いをすり合わせなくてよいか

看護師
患者は病状認識が甘く、自宅で急変したら望まぬ気管挿管が行われることになる

事例の論点を整理する

　労作によって低酸素血症を引き起こし、生命に危険を及ぼす状況を繰り返しているにもかかわらず、安静を保とうとしないEさんは、一見、アドヒアランス不良の患者に思えます。呼吸不全に伴う急変リスクが高いなか、気管挿管を望まず自宅へ帰り、急変時に救急搬送を依頼することは、非合理的に感じるかもしれません。

　ここで臨床倫理4分割表のフレームワークを利用して状況を整理していきます 表1 。

表1 臨床倫理4分割表による情報整理

医学的適応	患者の意向
●原疾患に対する治療は中止しており、病勢コントロールが難しい ●呼吸状態・日常生活、繰り返す急性増悪などから終末期にあると判断され、感染や誤嚥を契機に危機的な状況に至る可能性が高い ●治癒や機能レベルの改善は難しく、症状緩和が医療の目標と考えられる	●家に帰りたい ●気管挿管は嫌。マスクの呼吸器は行う ●トイレまでは歩きたい
QOL	**周囲の状況**
●呼吸不全に伴う急変リスクは高いが、気管挿管は望まない ●自宅へ帰りたい	家族や利害関係者（①） ●「もう一度家に帰ってきてほしい」「苦しめたくない」 　→患者の意向と合致 ●「急変時は挿管してほしい」→患者の意向に反する 医療者間に問題はないか（②） ●「病状認識が楽観的すぎる」「退院してもすぐ緊急入院となり、気管挿管することになる」など、非合理的な行動だと感じている

※表内の番号は、P.29 表2 との関連性を示している

倫理的に考えるためのヒント

■「なぜ、患者はそのような意向をもつのか」を考える

　Eさんの言葉から「住み慣れた家で家族と暮らす心地よさを感じていたい」「つらく苦しいことは避けたい」「生きたい」「家族にはできる限り迷惑をかけたくない」といった思いが想定されます。そのため「なぜそう思うのか？」と言葉の意味を掘り下げていくことが、Eさんの価値観（その人らしさ）への理解やQOLの検討に役立つでしょう。

　そのような繰り返しの対話が、アドバンス・ケア・プランニング（advance care planning：ACP）や患者・医療者の信頼関係構築につながると考えます。

■「患者と家族の意向が対立するとき」の支援を考える

大切な人を亡くすかもしれない状況で、妻が「退院後、自宅で急変したらどうしよう」と大きな不安を抱くことは容易に想像できます。妻

の思いには、十分な配慮が必要と考えます。

しかし、本人の意向が明確な状況で家族の意向を重視することは難しいと考えます。

■「医療者側の思い込み」がないか振り返って考える

医療者のなかに「入退院を繰り返す患者は理解が乏しい」「医療依存度の高い患者は病院で過ごすべきだ」などといった個人的なバイアスが存在しないか意識することも大切です。

この視点は、チーム間で意見の相違がある場合、合意形成において欠かせない視点の1つとなります。

現時点で「最善」と考えられる倫理的な対応

■医療者側から「最善と思われる対応」を提示する

Eさんが表明する意向には一貫性があり、意思決定能力を有すると考えます。一方、話し合うべきことの内容は複雑で、患者と家族に深刻な結果をもたらす可能性が高いです。そのためEさんの意思決定能力を高めるための支援が必要と考えます。

本事例における倫理的ジレンマは、「患者と家族の意向の相違」よりも「患者の意向と医学的判断のどちらを優先すべきか（すなわち、自

律尊重の原則と善行・無危害の原則の対立）」だと考えられます。

このような場合、患者と家族のみで話し合っても、複数ある治療方針のなかから取捨選別することは難しいです。そのため、患者の意向をふまえつつ、ある程度医療者側が患者にとって最善と思われる医療・療養を提示することとなりました。

■家族への退院前指導をていねいに行う

Eさんの病状理解や「家で少しでも長く家族と一緒にいたい」という療養への希望を、改めて家族・医療者で確認し、自宅退院の方針となりました。可能な限り、家で長く療養できる環境を整備しながらも、病状が悪化した際には入

院を受け入れること、息子たちや在宅支援者とともに妻をサポートしていくことを退院前カンファレンスで共有しました。

Eさんは、すでにⅡ型呼吸不全を呈していたことから、在宅NPPVを導入しましたが、繰

り返し安静を促しても自由に動いてしまうなど、セルフケア不足から呼吸状態が悪化することへの懸念がありました。そのため、呼吸補助器械を使用することで、おのずと労作量を控えるよう行動変容につながるような支援を行いました。

非常に医療依存度の高い状態だったので、自宅環境を病室に再現し、家族への退院指導を進めました。誤嚥予防のための食事形態や食べ方、咳払いの方法についても指導しました。

その後の経過

入院から54日目、Eさんは「自宅で年越しできたら最高だ」と、とてもうれしそうに話しながら自宅退院しました。

約3か月後、正月には妻の作ったおせち料理を食べ、大好きだった箱根駅伝を鑑賞。その数日後、妻が庭作業をしている最中に息を引き取られました。

（別府聖子）

参考文献

1）Jonsen AR, Siegler M, Winslade WJ著, 赤林朗, 蔵田伸雄, 児玉聡 他訳：臨床倫理学 第5版. 新興医学出版社, 東京, 2006.
2）厚生労働省：人生の最終段階における医療・ケアの決定プロセスに関するガイドライン. https://www.mhlw.go.jp/file/04-Houdouhappyou-10802000-Iseikyoku-Shidouka/0000197701.pdf（2024.4.24アクセス）.
3）大竹文雄, 平井啓：医療現場の行動経済学. 東洋経済新報社, 東京, 2018.
4）日本呼吸器学会・日本呼吸ケアリハビリテーション学会合同非がん性呼吸器疾患緩和ケア指針2021作成委員会編：非がん性呼吸器疾患緩和ケア指針2021. https://www.jrs.or.jp/publication/file/np2021.pdf（2024.4.24アクセス）.

「食べることは生きること」の思いを支える場面での倫理的調整

　わが国はすでに超高齢社会であり、摂食嚥下機能の低下や障害によって、高齢者が「口から食べること」を継続することが困難となった場面に遭遇する機会が増えています。

　終末期には経口摂取ができなくなることが少なくありません。摂食嚥下障害は終末期医療とのかかわりが強く、高齢者が「最期をどこで迎えるか」にもかかわる深刻な課題です。

　本事例は、経口摂取が危険となったとき、患者の気持ちと、医療者の価値観の違いによって生じる倫理的問題を取り上げます。

事例紹介

●患者の情報

70歳代、男性、自宅で妻（最近、物忘れがひどくなっている）と２人暮らしのＦさん。１か月前まで歩行可能だったが、この１週間で歩行困難となり、入院後は全介助の状態。

パーキンソン病（Yahr４〜５）、糖尿病、高血圧症の既往があり、要介護３で訪問診療を受けている。

パーキンソン病治療薬は１か月前から内服できていないようで、同時期より嚥下機能低下・体動困難が増悪。妻は「最近はアイスクリームなど好きなものしか食べておらず、自宅でも食事でよくむせていた」と話している。

長女は車で10分の距離に在住（平日の日中は仕事で不在）。長男は遠方で、あまり連絡を取っていない。

●これまでの経過

誤嚥性肺炎による低酸素血症・呼吸困難・発熱にて緊急入院。Ｆさんは入院時より幻視があり、夜間に大声を出すなど、せん妄状態を認めていた。抗菌薬治療の終了後、経口摂取を再開したが、すぐに発熱し、誤嚥性肺炎を繰り返すため経鼻経管栄養となった。

主治医は肺炎予防のため胃瘻造設を提案したが、Ｆさんは「口から食べることができなくなったら寿命。食べられないなら死んだほうがまし」と胃瘻造設を拒否。治療継続のためにも胃瘻造設が必要であることを繰り返し主治医が説明したが承諾されず、経鼻経管栄養の継続も拒否し、自宅退院を希望。

妻は「本人は、かねてより胃瘻は嫌だと言っていたから、私も胃瘻をつくらないでほしい」「食べさせてあげたい」と言われ、子どもたちも本人の意向に沿いたいと話したことから、Ｆさんは、経口摂取での自宅退院の方向となった。

妻は、高齢であることから、最期を家で迎える可能性があることに不安を感じていた。

●倫理カンファレンス参加者

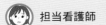 担当看護師　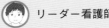 リーダー看護師

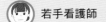 若手看護師　 摂食嚥下障害看護認定看護師

 主治医　 中堅看護師　 退院調整看護師

> ★倫理カンファレンスは担当看護師から提案
> ★共通認識をもつため、中堅看護師、リーダー看護師、摂食嚥下障害看護認定看護師、退院調整看護師にも参加してもらうことに
> ★病棟で開催する退院支援カンファレンスを活用して倫理的問題について話し合った

倫理カンファレンス参加者の意見

担当看護師

F さんの退院支援カンファレンスを行います
F さんは、嚥下機能評価で「誤嚥リスクが高く、経口摂取困難」と診断され、現在は経鼻経管栄養を継続しています。主治医より胃瘻造設について説明がなされましたが、本人は絶対に嫌だと拒否し、最後まで経口摂取することを希望しています。ただ、本人の希望どおり経口摂取をすると誤嚥性肺炎で死期を早める恐れもあるため、今後の方針について意見交換をしたいと思います

リーダー看護師

嚥下機能的に、リハビリテーションで経口摂取できるようになる可能性はどうですか？

唾液も誤嚥しており、重度の嚥下障害だと考えられ、経口摂取は誤嚥のリスクが高い状態です。誤嚥性肺炎予防の観点からは経口摂取は勧められませんが、F さんと家族の「最期まで食べたい」気持ちなどを考慮して、今後の栄養経路について検討すべきと考えます。原疾患の予後と F さんの意向を尊重し、今後の方針を考える必要があると思います

摂食嚥下障害
看護認定看護師

パーキンソン病悪化による嚥下機能障害が進んでいると考えています。薬剤を増量したものの効果がなく、パーキンソン病の終末期と判断します
胃瘻造設を提案しましたが、本人は拒否され、家族も本人の意向に従うとのことでした

主治医

リーダー看護師

今後の方針は、どのように提示されましたか？

妻も高齢で、やや認知機能も低下しており、自宅での輸液管理は難しいと思います。本人も「食べられなくなったら死んだほうがまし」と言い、施設や転院も希望していないので、在宅療養を続けることが、いちばん本人の希望に沿っていると思います。誤嚥の心配はありますが、食べたいものを食べて過ごす方向で進めたいと思っています

主治医

F さんには入院時からせん妄があり、現状認識ができない状態です。確かに以前は「食べられないなら死んだほうがまし」と言っていたようですが、本当に死んでもいいと思っているのでしょうか？
今の認知レベルでは、本当に意思決定能力があるか疑問です

中堅看護師

Fさんは毎日「家に帰りたい」「ご飯を食べたい」「水を飲みたい」と言っています。パーキンソン病がよくならないなら、食べたいという本人の望みを叶えたいです

若手看護師

不安定な要素は多いですが、地域の支援を受けながら自宅退院の方向で調整します
入院中に、食べられるものや「お薬ゼリー」を試し、とろみ水の作り方を練習してもらうなど、進めていきたいと考えています

退院調整看護師

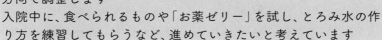

倫理カンファレンスの内容をみて、参加者はそれぞれ
「Fさんと家族の何を大切にしている」と思いましたか？

患者の意向を取り巻く家族、医療者の価値観

医師
胃瘻を造設して誤嚥性肺炎を予防するのが望ましいが、患者と家族が望んでいないため、希望に沿った方向で調整

認定看護師
経口摂取は難しい
「口から食べたい」気持ちを考慮して、今後の栄養経路を検討すべき

Fさん
「家に帰りたい」
「口から食べたい」
「食べられないなら
死んだほうがまし」

胃瘻をつくらず経口摂取を続けることは、最善の意思決定なのか

若手看護師
パーキンソン病がよくならないなら、患者の希望に沿いたい

中堅看護師
せん妄があるため今の患者の希望がほんとうに言葉どおりかわからない

事例の論点を整理する

　この事例でジレンマとなっているのは「パーキンソン病がよくならないのであれば、望むように好きに食べさせてあげることが、本人にとって一番の幸せだ」と考える自律の原則と、「誤嚥をすることがわかっていながら経口摂取を許可することは、死期を早めることになるのではないか」と考える善行の原則・無危害の原則です。

　Fさんのケースではどちらを優先するべきか、論点を整理してみましょう表1。

　臨床倫理4分割表に当てはまらない内容があったので、臨床倫理4分割表を使わずに同じグループを分類しながら記載していく方法でまとめることにしました。

表1 論点の整理

情報と判断	論点
● 入院後は現状認識が低下している ● 妻は「以前から胃瘻は嫌だと意思表示していた」と言っている	患者に、今後の治療方針を決定するだけの意思決定能力はあるか
● 誤嚥性肺炎で入院したが、抗菌薬投与により改善 ● 誤嚥性肺炎を起こすと余命に影響することを理解できておらず、また同じ治療を受ければよくなると思っている可能性がある	経口摂取による生命予後への影響を、患者は理解できているのか
● 「食べても死なないだろう」と、安易に考えている可能性はある ● 病状説明により「予後を理解したうえでの意思表示」である可能性もある	「食べられないなら死んだほうがまし」は本心か
● 医療者としては、経口摂取を中止し誤嚥性肺炎を予防することを優先したいと考える ● 「食べられないなら死んだほうがまし」という発言から、経口摂取の禁止が、本人にとって最善の利益にならないと考えられる	「食べたい」という本人の意思の尊重と、「肺炎を予防すること」は、どちらが大切か
● 胃瘻造設した知人のその後の経過がよくなかったなどの経験があるのかもしれない ● 知識がなく、イメージだけで拒否している可能性がある	患者が「胃瘻を拒否する理由」は何か
● 長年連れ添い介護してきた妻は、本人の意向に沿う方針を決定できると考える ● 妻は患者の胃瘻造設を希望していない ● 子どもたちの意向も同じ	家族の判断は本当に適切か ＊意見は本当に一致していた ＊患者の利益を考えての意見か
● 患者と家族が、今後の療養の不安を軽減するためにも、コミュニケーションを深める必要がある ● 医療者の考えを納得させるのではなく、患者の意向をふまえた家族との話し合いの時間が必要	患者・家族と医療者のコミュニケーションは十分にとれていたか

倫理的に考えるためのヒント

Fさんの場合、パーキンソン病の終末期（治療効果がもうない状態）ですが、患者の余命が短いわけではないことに、みなさんは気づいたでしょうか。

今回の退院が看取りになるわけではありません。誤嚥性肺炎を予防することで、まだ自宅や施設で過ごすことができると考えているから、医師も胃瘻などの栄養経路を勧めているわけです。

しかし、このまま経口摂取を続けると、誤嚥性肺炎で命が短くなってしまうことが考えられます。

■患者が大切にしていることを把握する

Fさんの事例では、妻が終末期を家で迎えることに不安を感じているため、コミュニケーションをしっかりとって今後に備えることが必要となります。

現時点で「最善」と考えられる倫理的な対応

■患者の「真の希望は何か」に立ち返って考える

嚥下機能低下によって経口摂取が困難になる患者のなかには、胃瘻から栄養投与を行うことで体力が戻り、経口摂取を再獲得することがあります。しかし、胃瘻を作っても誤嚥性肺炎を繰り返し、Fさんが希望する「口から食べる」ことは叶わず、最期を迎えることになることも考えられます。

「食べる」ことの価値観は、人それぞれ違います。

- 誤嚥性肺炎を予防し、できるだけ長く生き続けたい

- 死期を早めることになっても、口から食べたい

- 経口摂取以外の方法で必要な栄養を確保し、楽しみ程度の安全な範囲で経口摂取を続けたい

など、さまざまです。

その後の方針の選択にもかかわってくるため、患者や家族と十分にコミュニケーションをとり、患者にとって最善の選択がとれるよう、看護師が役割発揮できればと考えます。

その後の経過

　Fさんにとって「食べることは生きること」かもしれないと考え、入院中は経鼻経管栄養を継続してできるだけ栄養状態の改善を行い、肺炎再燃に注意しながらゼリーでの直接訓練を行いました。

　同時に、嚥下内視鏡による機能評価も継続し、頸部回旋法やあご引き嚥下などの指導も実施しました。

　自宅で経口摂取を行うときの不安を軽減できるよう、妻に何度か同席してもらい、Fさんの希望どおり「最後まで口から食べる」ことを優先し、自宅退院されました。

（上岡美和）

参考文献

1）日本老年医学会：高齢者ケアの意思決定プロセスに関するガイドライン　人工的水分・栄養補給の導入を中心として.https://www.jpn-geriat-soc.or.jp/info/topics/pdf/jgs_ahn_gl_2012.pdf（2024.4.24アクセス）
2）宮脇美保子：事例検討から学ぶ 看護実践のための倫理と責任.　中央法規出版, 東京, 2014：102-133.
3）箕岡真子, 藤島一郎, 稲葉一人：摂食嚥下障害の倫理, ワールドプランニング, 東京, 2014.
4）兵頭正光：高齢者の摂食嚥下機能と特殊性.　MB ENT 2016；196：1-4.
5）奥村あすか, 藤田佐和：終末期がん患者の食べることへのコーピング.　高知女子大看護会誌 2011；36（2）：31-41.
6）浅見昇吾：食べることと柔らかな尊厳概念.　コミュニケーション障害学 2014；31：9-13.

忘却を生きる患者を支える
場面での倫理的調整

　医療現場でも、特に侵襲的な処置など複雑で重要な選択を決定する場面では、認知症のある人は意思決定能力が不十分だと判断され、本人の意思が反映されないことが少なくありません。

　しかし、どんな障害をもっている人も自分らしく生きる権利があり、それは認知症の人も同じです。本人の意思が反映されているのか、何が最善の選択か、私たち医療者は悩み、葛藤することも多いでしょう。

　今回の事例では、認知症患者は、治療方針の決定において、どのような倫理的問題を抱えているのか、具体的に考えていきます。

事例紹介

●患者の情報
80歳代、女性、ひとり暮らしのGさん。長女と妹は県外在住。

下垂体腫瘍に対する内服治療（4時間ごとの内服）中、肺炎を発症して入院となった。

入院前は、杖歩行が可能。認知症と診断されてはいないものの、記憶障害を中心とする認知機能障害が認められた（認知症高齢者の日常生活自立度Ⅱb：P.75 表1）。Gさんは、自分が入院中であることを覚えておらず、「ここはどこだっけ？　何でここにいるんだっけ？」と何度も質問していた。

長女は入院時に「治療後は、母と一緒に暮らそうと思う」と意思表示していた。

●これまでの経過
Gさんの肺炎は改善し、今後の下垂体腫瘍の治療方針を検討していくこととなった。

主治医は、治療方針として「外科的摘出術」と「4時間ごとの内服治療」があることを、本人と長女に説明した。

●倫理カンファレンス参加者

 リーダー看護師　　 担当看護師

 中堅看護師　　 主治医

> ★定期的に開催している診療科カンファレンスのとき、倫理的な課題があると感じ、モヤモヤしていたリーダー看護師が話し始める形での開催
> ★参加者は選定したのではなく、その場にいたスタッフだった

倫理カンファレンス参加者の意見

リーダー看護師

> Gさんの下垂体治療の方針について、医療チームで情報交換・意見交換をしたいと思います
> まずは、説明に立ち会った、担当看護師の○さん、意見を聞かせてください

Gさんは、説明を受けたときから「手術をしたくない」と言っています。なので、手術ではない選択肢を選択したほうがいいのではないかと思います
Gさんは「今までも1人で暮らしてきたから、いまさら家族に迷惑はかけたくない」とも言っていました。手術を受けることで、家族に迷惑をかけるかもしれないとGさんは心配しています

担当看護師

リーダー看護師

同席した家族（長女）の様子はいかがでしたか？

娘さんは「よくなってほしいから、手術をしてほしい」と言っています
「病気が治るなら、手術したほうがいいのではないか」とGさんを説得していました

担当看護師

Gさんは内服管理が難しいので、手術を受けないと内服治療が継続できなくなる可能性が高いです
手術しない場合は内服管理を調整していく必要があると思いますが、Gさんが4時間おきに内服できる方法は、本当にあるのでしょうか？

中堅看護師

Gさんには、認知症とも思える症状があるため、治療のことを十分に理解するのは難しいです。ただ、手術を受けてADLが改善した高齢患者もいるので、Gさんも手術を受けてリハビリをすれば、これまでのように、自分でできることは自分でしながら暮らせる可能性があります
家族の意見を大事にして、手術を勧めたいと思っています

主治医

リーダー看護師

Gさんには、意思決定能力が十分にあるとはいえません
でも、今回の説明後や普段のかかわりをみると、自分の意思を伝えることができる方なのではないか、と思います。伝え方を工夫すれば、本人が意思決定できるのではないでしょうか？

Gさんは、一度「手術をしたくない」とはっきり言っています
それに、認知機能障害があって、説明したことも忘れてしまう方です。手術について何度も伝えることが、Gさんを混乱させることにならないか、心配です

中堅看護師

みなさんは、誰の希望を中心として今後の方針を選択すべき
だと思いますか？　本人の意思「手術をしたくない」
について、あなたはどう考えますか？

患者を取り巻く家族、医療者の認識

医師
手術とリハビリでADL向上が
見込める。家族の意向に沿っ
て手術したほうがいい

患者の意思を尊重
しなくてよいのか

リーダー看護師
ほんとうに、本人が意思決定
することはできないのだろう
か

「手術したくない」
と話す認知機能障害
のあるGさん

家族（長女）
手術してよくなってほしい
退院後は同居予定だが、内服
管理は困難

中堅看護師
「手術したくない」と言って
いるのに何度も意思確認する
とGさんが混乱するのではな
いか

表1 認知症高齢者の日常生活自立度判定基準（厚生労働省）

I		何らかの認知症を有するが、日常生活は家庭内および社会的にほぼ自立している
II		日常生活に支障をきたすような症状・行動や意思疎通の困難さが多少見られても、誰かが注意していれば自立できる
	II a	家庭外で上記IIの状態が見られる
	II b	家庭内で上記IIの状態が見られる
III		日常生活に支障をきたすような症状・行動や意思疎通の困難さがときどき見られて、介護を必要とする
	III a	日中を中心として上記IIIの状態が見られる
	III b	夜間を中心として上記IIIの状態が見られる
IV		日常生活に支障をきたすような症状・行動や意思疎通の困難さが頻繁に見られ、常に介護を必要とする
M		著しい精神症状や問題行動あるいは重篤な身体疾患が見られ、専門医療を必要とする

事例の論点を整理する

医師は、手術によってGさんが以前の生活ができるようになる可能性があるため、家族の意向に沿って手術を勧めようと考えています。

看護師は、Gさん本人が「手術をしたくない」と言っていることは気になっていますが、このまま内服で治療するには生活の場を変え、24時間家族や福祉・医療のサポートも必要になることから、手術を受けたほうがいいのではないかと思っています。

長女は、24時間Gさんの内服サポートをし続けることは難しく、根治するなら手術をしてほしいと思っています。

以上から、内服治療の継続には、Gさんが受けられる福祉・医療・家族のサポートが不十分であり、**医療者と家族は「手術を受ける選択がGさんにとって最善」**と考えていることがわかります。

しかし、このまま手術による治療を選択すると、医療者や家族は善行・無危害の原則を守れますが、「手術をしたくない」と言っているGさんの思いが尊重されません。ここに、本事例の倫理的問題があるわけです。

倫理的に考えるためのヒント

倫理カンファレンスによって、医療チームは、Gさんにとっての最善は考えていたものの、「手術をしたくない」と言ったGさんの思いや、その言葉の裏にあるGさんの価値観に気づけて

いなかったことがわかりました。

そこで、不足している「Gさんの価値観」に関する情報を対話によって収集してから、改めて話し合うことにしました。

■繰り返し話し合って「そのときの意思」を確認する

Gさんの治療方針を検討していくうえで「Gさんが説明を記憶していないから、家族が代理で意思決定する」のではなく、「たとえ記憶に残らなくても、Gさんが自分の価値観でこれからの生活を考え、そのときの意思を表明できる

ように支援していく」ことを、まずは大切にしてかかわることにしました。

カンファレンスの内容と患者との対話によって明らかになった関係者の思いを臨床倫理4分割表に沿って整理していきます 表2。

表2 臨床倫理4分割表に基づく情報整理

医学的適応	患者の意向
● 手術をすれば元の生活に戻れる可能性がある ● 手術をしなければ生涯内服管理が必要となる ● 手術をしない、内服を中断すると、重症感染症を起こして死に至る可能性が高い ● 全身麻酔による合併症のリスクは高い ● 高齢の方でも、同じ手術を受けて ADL が回復した人もいる **医師の思い** 「認知症だし、Aさんにとってもいい結果になるから、家族の意向に沿って手術を勧めたい」	● 「手術なんて聞いていないし、したくない」 ● 「家族に迷惑をかけたくない」 **対話の中で明らかになっていった患者の思い** 「病気が治るなら手術してもいいけど、そうじゃないならしたくない」 「手術はしんどいし、お金もかかる。薬は多いから飲み続けるのはしんどい」 「娘を1人にすると思ったら、簡単には死ねないな」 「自分が娘の立場なら手術をしてほしいと言うと思う」 「これまで娘と離れて自由にしてきたから、一緒にいてあげたい」
QOL	**周囲の状況**
＜手術を選択しない場合＞ ● 内服管理のためサポートが必要となる ● 医療福祉サービスでは内服管理しきれない ＜手術を選択した場合＞ ● せん妄や感染症など合併症のリスクが高い **看護師の思い** 「内服管理は難しいし、どの選択でもこれまでと生活が変わるなら手術をしたほうがよさそう」	● キーパーソンは長女 ● 家族（長女と妹）は県外で暮らしているが、長女は治療が終われば、家族一緒に住みたいと思っている ● 手術を受ける場合、別の病院に行く必要がある ● 家族が4時間おきの内服を介助するのは難しい ● 長女は医療費はいくらになっても構わないと思っている **長女の思い** 「よくなるなら手術をしてほしい。まだ一緒にいたい」

> 意思決定能力を高める支援と対話

※表内の番号は、P.29 表2 との関連性を示している

G さんの価値観と最善の一致をめざす

■「意志決定能力」をどのように評価するか

　G さんは説明を受けた後に「手術はしたくない」と言っていました。

　G さんの場合、一度説明を受けただけでは、自身の状況を認識し、治療について論理的に考えて意思決定をすることは難しいといえます。

　意思決定能力があるというためには、**①選択の表明、②情報の理解、③状況の認識、④論理的思考**の4つの構成要素を満たすことが必要です。

　しかし、認知症だからといって、すべての自己決定が不可能なわけではありません。軽度の方であればたくさんの自己決定が可能ですし、中等度の方でも内容によっては自己決定が可能です。

　「認知症だから…」と先入観をもたず、本人のその時々の意思決定能力の状況、課題の内容に応じて支援し、**本人のもっている力を向上させるはたらきかけ**を行うことが重要です。

現時点で「最善」と考えられる倫理的な対応

■意思決定能力を高める支援を行う

　倫理カンファレンスの時点で、医療者は、Gさんの意思決定能力を向上させるかかわりを行っていませんでした。

　Gさんは「手術をしない」とはっきり返事することができています。手術という治療を理解し、自分の意思を伝える能力があるわけです。そのため、まずは、医療者がGさんに対する説明を工夫し、Gさんの意思決定能力を高める支援をすることが重要となります。

　意思決定能力を高める支援を行ってもなおGさんの意思決定能力が不十分であった場合には、医療者と家族が、対話のなかで明らかになった本人の価値観を大切にしながらGさんにとっての最善を選択していくことが最善だ、という結論に至りました。

■説明する際は「統一した言葉」を全医療者が用いる

　看護師と主治医が、繰り返し「手術をした場合の生活と、手術をしない場合の生活」を統一した言葉で説明し、そのときの気持ちの確認を行いました。また、家族にも同じ言葉を使って本人と繰り返し話し合ってもらいました。

　意思決定能力を高めるかかわりを行っても、Gさんが自身の病気や治療について記憶し、考え、選択するには至りませんでした。しかし医療者は、Gさんのなかに「娘のために元気に生きて、一緒にいてあげたい」という思い（価値観）があることに気づきました。

> #### その後の経過
>
> 　いつからかGさんは、手術の話をすると"手術を受けるつらさ"と"手術せず自身が亡くなってしまい、長女を1人残してしまうつらさ"の話をするようになりました。そして「手術するのは怖いけど、家族と一緒にいられるなら頑張ろうと思う」と返答するようになりました。
>
> 　この変化したGさんの意思についても繰り返し確認したうえで、Gさんが長女と一緒にいられるよう、手術に向けてリハビリを進めていく方針となりました。
>
> 　手術を受けるという選択肢が、結果的にGさんの思いを支えることとなり、Gさんにとってもご家族にとっても最善を実現するよりよい決定となりました。

（石井美洋）

参考文献

1）厚生労働省：認知症の人の日常生活・社会生活における意思決定支援ガイドライン. https://www.mhlw.go.jp/file/06-Seisakujouhou-12300000-Roukenkyoku/0000212396.pdf（2024.4.24アクセス）.

患者の安全と自由の狭間で悩む
場面での倫理的調整

　転倒・転落や治療上必要なチューブ類の抜去などの恐れが考えられる場面では、安全性を重視するあまり、患者の自由が制限されることがあり、倫理的問題が生じやすいです。

　この事例の倫理カンファレンス提案者は担当看護師です。予後が限られているHさんは「家に帰りたい」という思いが強いのに、安全のために身体拘束を行っていることにジレンマを感じ、どのように患者のリハビリテーションを進めていくか話し合うと同時に、どうすれば身体拘束をせずに対応できるのかということも話し合いました。

事例紹介

●患者の情報

50歳代、男性、妻（平日はパート勤務）と長男（高校生）と3人暮らしのHさん。
てんかん発作が発症し、左前頭葉の脳腫瘍が疑われ、精査目的で当院に転院。
発症前の日常生活動作は自立。近隣に母親と弟が住んでおり、実家の自営業を弟と一緒に営んでいた。

●これまでの経過

入院後、開頭腫瘍摘出術を実施。病理検査により悪性神経膠腫と判明し、化学療法と放射線治療を実施。
意識レベルはJCS Ⅰ-3。失語があり、発語は単語のみだが、言語理解は可能。質問には、うなずきと首振りで返答できる。術後に出現した右片麻痺は徐々に改善し、現在はMMTで3/5程度。
端座位は不安定（支えがないと右に傾く）で、車椅子への移動は看護師1名介助で可能。リハビリテーションで歩行練習（平行棒内）も開始されたが、支えがないと難しい状態である。
何度説明しても必要時にナースコールを押せず、急に起き上がって動き出そうとする、ベッド柵を外してしまう、思うようにならないと興奮することから、転倒・転落の危険があると判断。センサーベッドと体幹ベルトの使用を開始したが、体幹ベルトの装着に対する強い拒否がみられる。
Hさんも妻も自宅退院を希望。介護保険は申請済みで、自宅改修やサービス導入を考えている。

●倫理カンファレンス参加者

 リーダー看護師　 担当看護師　 主治医

 医療ソーシャルワーカー　 若手看護師

 理学療法士

★担当看護師から倫理カンファレンス開催を提案
★多職種で話し合うため、リハビリカンファレンスの場で話し合うこととした
★退院支援につなげるため、医療ソーシャルワーカーにも参加してもらった

※JCS（Japan coma scale）：ジャパンコーマスケール
　MMT（manual muscle test）：徒手筋力テスト

リーダー看護師

Hさんには現在、失語と右片麻痺があり、ナースコールを押せず、動き出そうとするなどの行動があるため、転倒転落のリスクが高いと判断し、体幹ベルトとセンサーベッドで対応しています最近は、体幹ベルトを装着しようとすると興奮し、対応に苦慮することがあります。体幹ベルトを装着するとHさんのストレスが増大してしまうと考えられ、対応を検討したいと思います

リーダー看護師

○先生（主治医）から、今の状態と今後の方針についてお願いします

開頭腫瘍摘出術を行った後の検査で、悪性脳腫瘍で予後1年半ほどと思われることを、Hさんと妻に伝えました
右片麻痺は手術の影響が大きく、ある程度リハビリテーションで改善すると思いますが、再発やてんかん発作があると症状が悪化する可能性があります

主治医

リーダー看護師

今の段階では、どのように退院支援を進める予定でしょうか？

妻は、Hさんの予後を考え「いずれ連れて帰りたい」と希望しています。そのため「付き添い歩行でトイレに行けること」を望んでいます
自宅環境の整備に時間を要するため、短期間の転院は必要かもしれませんが、Hさんが付き添い歩行可能となって自宅環境が整えば、自宅退院の方向で進めています

医療ソーシャルワーカー

リーダー看護師

看護師からみて、本人の思いや、普段の様子はどうですか？

Hさんも自宅退院を希望しています。失語のため自分の言葉で表現することは難しいですが、「早く家に帰りたいか？」という質問にうなずいていました

担当看護師

センサーが反応して訪室しても、トイレに行きたくて焦っているとき以外は落ち着いています。座ってコーヒーを飲んだり、テレビを見たりしたいだけのときもあるようです
少しずつ動けるようになってきて、もっと動きたいと思っているように感じます

若手看護師

体幹ベルトを装着すると、寝たきりになってしまうのではないかとも思います。ただ、行動も早いし、端座位も不安定なので、体幹ベルトを外すと転倒のリスクは高まると思います
特に夜間は、他にもベッドセンサーなどを使用している患者さんもおり、すぐに駆けつけるのが難しいので、転落のリスクは高くなります

担当看護師

リーダー看護師

理学療法士からみて、現状や転倒の危険性、今後の見通しや病棟でのかかわりについて、アドバイスなどあればお願いします

少しずつ右片麻痺は改善しています。Ｈさんは、移動の練習より「歩きたい」という希望が強く、平行棒のほうを指さすことがあります。今は平行棒内で支えながら歩行練習をしていますが、まだ端座位も不安定で、転倒のリスクが高いです
病状が落ち着き、このままリハビリを進めていければ、ゆくゆくは付き添い歩行が可能になると思います

理学療法士

患者の安全と自由を守るため
どのようなケア計画を提案できるでしょうか？

患者を取り巻く家族、医療者の認識

患者（本人）
体幹ベルトは嫌
歩けるようになって家に帰りたい

医師
予後は１年半程度。片麻痺はある程度まで改善できそう

脳腫瘍で
片麻痺、端座位不安定
なＨさん

家族
付き添い歩行でトイレに行けるようになったら家に連れて帰りたい

安全と自由どちらを優先すべきかのジレンマ

看護師
転倒・転落を防ぐため体幹ベルトは必要。でもなるべく自由に動けるようにしたい

事例の論点を整理する

医療者の「自由に動きたいという患者の思いを尊重したい」という思い（善行の原則）と「転倒による頭部打撲や骨折などの危険が高いため、安全も守らないといけない」という思い（無危害の原則）の対立により倫理的ジレンマを起こしている事例です。

予後を考えて、少しでも自宅で過ごせる時間を確保するためにも、リハビリテーションを行って歩けるようになってほしいと願っているのに、安全のために抑制して動けなくしていることに、看護師が葛藤を感じているわけです。

倫理的に考えるためのヒント

■まずは、生命倫理の4原則に沿って整理する

早く家に帰りたい、歩けるようになりたい、というHさんの思いに寄り添うことは「自律尊重の原則」を支持します。

一方、自由に動きたいと思っているHさんに体幹ベルトを使用し続けていることは「善行の原則」に反します。しかし、「無危害の原則」から考えると、片麻痺があり端座位が不安定で、何度説明してもナースコールを押せないHさんが座位や立位になった際に転倒するリスクを予防することは、医療者としての責務でもあります。

しかし「安全を守る」という点で、安易に身体拘束を選んでしまっていないか、改めて検討することが必要です。

上記をふまえ、臨床倫理4分割表で情報を整理しました 表1 。

詳しく　身体拘束を最小化するために

令和6年度の診療報酬改定で、医療機関において組織的に身体的拘束を最小化する体制を整備することが規定されました。

病棟では身体拘束を考えるにあたって、まずは「身体拘束をせざるを得ない状況か、それ以外の方法で対応できるか」を医師とともに検討します。それでもやむを得ないと判断し、身体拘束を実施する場合は、患者への説明と詳細な記録が必要です。

また、毎日評価を行い、身体抑制による弊害予防のケアを行うと同時に、身体拘束を解除できないか検討することが求められます。

表1 臨床倫理4分割表に基づく情報整理

医学的適応	患者の意向
善行と無危害の原則	自律尊重の原則
● 悪性脳腫瘍 ● 予後は1年半ほど ● 放射線治療・化学療法中だが、完治は難しく、徐々に悪化・再発する可能性が高い ● 運動性失語、右片麻痺 ● 放射線治療、化学療法中	● 本人にも病名と予後は説明されているが、きちんと理解できているかは不明 ● 運動性失語があるが、質問にうなずきや首振りで回答可能 ● 単語は出てくることもある ● 歩く練習がしたい、リハビリテーションに意欲的 ● 早く家に帰りたい ● 代理決定者は妻
QOL	**周囲の状況**
善行と無危害と自律尊重の原則	公正の原則
● 何度説明してもナースコールが押せない ● 自ら「トイレ」とは言えないが、「トイレですか?」と聞くとうなずくことができる ● 端座位は不安定で右に倒れやすい	● ナースステーションから近い部屋 ● 妻と2人暮らし ● 近くに実家があり、両親や兄も協力可能 ● 介護保険申請中

現時点で「最善」と考えられる倫理的な対応

■「身体拘束が正当化される3つの条件」に沿ってケア計画を立てる

　身体拘束が正当化されるためには、以下の3つの条件を満たすことが必要です。

- ●**切迫性**：行動制限を行わない場合、患者の生命または身体が危険にさらされる可能性が高いこと
- ●**非代替性**：行動制限以外に、患者の安全を確保する方法がないこと
- ●**一時性**：行動制限は一時的であること

　表2（P.84）に、Hさんの事例と3つの条件をまとめます。

　身体拘束を選択する場合は、これらの観点をふまえ、患者・家族にていねいに説明していくべきなのですが、表2をみる限り、Hさんの事例では、「非代替性」「一時性」の条件を満たしているとはいいがたいのではないでしょうか。

　もしかしたら、Hさんと医療者の間で、現状認識が異なっているかもしれません。実際には「姿勢が右に傾いてしまい、端座位が危険な状態で、まだ歩行はできない」状態であるにもかかわらず、Hさん本人は「姿勢を保つことはできている、歩ける」と認識している可能性もあります。

　日々の状態を正確に伝え、リハビリテーション計画の今後の見通しを説明することが、患者の安心感につながると考えられます。

表2 3つの条件：Hさんの場合

切迫性	●Hさんは、端座位が不安定なのに歩き出そうとすることがあり、必要なときにナースコールを押せないことから、転倒のリスクは高い
満たしている	→Hさんに「転倒のリスク」と「転倒した後に想定される骨折などのリスク」を具体的に説明する必要がある
非代替性	●Hさんの様子をよく観察すると「トイレに行きたいときや、飲み物を飲みたいときには動くが、それ以外はあまり動いていない」様子
満たしていないかもしれない	→排泄に関しては「排尿間隔時間を把握して定期的に促す」「飲み物をすぐに取れる場所に置いておく」などで、身体拘束をしなくても対応できるか確認する
	→ナースコールに関しては「どういうときに押してほしいか」を、もう一度きちんと説明し、練習を繰り返すことで押せるようになるか探る
一時性	●体幹ベルトの装着を開始するときに「いつまで使用するのか」「どのようになれば解除できるか」具体的な説明がなされたかが不明である
満たしていないかもしれない	→Hさんの場合は、体幹ベルトを「必要なときにナースコールを押すことができるようになったら外す」または「歩行が安定するまで使用する」ことを明確に伝える
	→体幹ベルトは、あくまで「転倒を防ぐためのもの」で、トイレ歩行などは看護師を呼べば介助することを約束することも必要となる

その後の経過

　その後、ナースコール指導とトイレ誘導、ベッド周りの環境整備を行って、数日間様子を見たところ、Hさんがトイレの際にナースコールが押せるようになったことがわかりました。

　そのため、日中に体幹ベルトを外す時間をつくり、徐々に外す時間を増やしていき、最終的には終日体幹ベルトを外すことができました。ただし、夜間は睡眠薬の影響によってふらつきが増強するため、センサーベッドは継続することをHさんとともに計画しました。

　自宅の改修が終わるころには治療も終了し、付き添い歩行が可能となり、自宅退院することができました。

（植松美和）

参考文献

1）日本看護倫理学会臨床倫理ガイドライン検討委員会 編：身体拘束予防ガイドライン. https://www.jnea.net/wp-content/uploads/2022/09/guideline_shintai_2015.pdf（2024.4.24アクセス）.

2）厚生労働省「身体拘束ゼロ作戦推進会議」編：身体拘束ゼロへの手引き. https://www.ipss.go.jp/publication/j/shiryou/no.13/data/shiryou/syakaifukushi/854.pdf（2024.4.24アクセス）.

命の終焉を告げる
場面での倫理的調整

　救急搬送される患者は、緊急で手術や救命処置が必要となることが多く、患者やその家族はさまざまな苦痛を伴いながら意思決定しなければなりません。

　また、医療者とも初対面で十分な信頼関係が構築されておらず、時間的猶予がないなかで、患者や家族は判断を迫られます。そのため、救急搬送の場面ではさまざまな倫理的問題が生じます。

　ここで取り上げるのは、生死にかかわる局面で、医療者が共通認識をもって家族にかかわることを目的として話し合った場面です。

事例紹介

●患者の情報
90歳代、女性、施設入所中のIさん。
アルツハイマー型認知症があり、家族のことも認識できない。
簡単な意思の疎通は可能であるが、ADLはほぼ寝たきりに近い状態。

●これまでの経過
入所施設にて喀血があり、他院へ救急搬送され、胸部大動脈瘤の破裂、左胸腔穿破を認めた。家族が手術を希望したため、当院へ転院搬送された。主治医は「このまま手術を行わずに、症状緩和や輸血による加療を行う」との治療方針を示し、家族への説明内容についてカンファレンスを行うこととなった。

●倫理カンファレンス参加者

 リーダー看護師　　 担当看護師

 外来看護師　　 主治医

> ★担当看護師から相談されたリーダー看護師が、倫理カンファレンスを提案
> ★生死にかかわる重要な状況だが、時間的猶予がなかったため、その場にいる医師と看護師で、ミニカンファレンスを急遽開催

倫理カンファレンス参加者の意見

リーダー看護師

> 先ほど搬送されてきたIさんの治療方針に関して、家族説明の内容について最終確認をしたいと思います

家族は手術を希望しており、手術するために当院へ転院されてきました。たとえ厳しくても、家族の希望どおり手術したほうがよいと思います
医師の治療方針で家族を説得し、「手術しない」と決定してよいのだろうか…と思います

担当看護師

リーダー看護師

患者の状態を改めて共有しましょう

搬送時、意識レベルはGCSで13点（E3V4M6）、心拍数は112回、血圧は81/54mmHg、SpO₂は94％（酸素マスク４Ｌ投与中）、呼吸回数は24回/分です
喀血を認め、本人に判断能力はありません

主治医

リーダー看護師

代理意思決定者は誰ですか？

長女です
「手術すれば元気になるのではないか」と話しています

担当看護師

先ほど、待っている間に長女と話をしました
そのときは「手術すれば認知症も少しよくなって、私のことを認識できるようになるかな？」と言っていて、病状に関する理解が低いと感じました

外来看護師

そのような家族に「手術をしない」という方針を伝えるのは、あまりに酷ではないでしょうか？

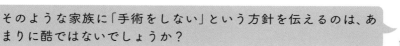
担当看護師

○先生（主治医）が、手術を勧めない理由を聞かせていただけますか？

リーダー看護師

全身状態からみて、手術を行っても、人工呼吸器を外せるまでの回復は見込めません
人工呼吸器がついたまま寝たきりとなり、意思の疎通も困難な状態になる可能性が高いです
症状緩和に努め、少しでも家族との時間をもてるようにすべきだと考えます

主治医

このような状況で、看護師としてどのように考え、
家族の思いに寄り添ったケアができるでしょうか？

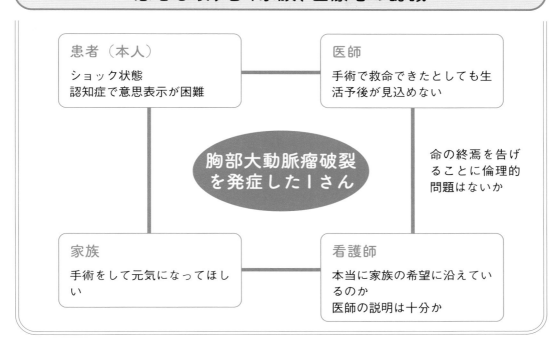

患者を取り巻く家族、医療者の認識

患者（本人）
ショック状態
認知症で意思表示が困難

医師
手術で救命できたとしても生活予後が見込めない

命の終焉を告げることに倫理的問題はないか

胸部大動脈瘤破裂を発症したⅠさん

家族
手術をして元気になってほしい

看護師
本当に家族の希望に沿えているのか
医師の説明は十分か

事例の論点を整理する

　救急搬送される重症患者は、自分で意思決定できないことも少なくありません。

　手術をしなければ救命できない患者の家族に対し、手術を行わない選択肢を提案することに倫理的問題は生じないのか、命の終焉を告げられた家族にどのようなケアが必要となるのか、臨床倫理4分割表に基づいて情報を整理し、生命倫理の4原則（自律尊重の原則、善行の原則、無危害の原則、正義の原則）を参照しながら分析しました 表1 （P.88）。

臨床倫理4分割表に基づく情報整理

医学的適応	患者の意向
診断と予後（①） ● 胸部大動脈瘤破裂で左胸腔穿破あり。「心嚢・縦隔・胸腔への穿破は致命的で、患者は救護者との意思疎通を図るまでもなく発症現場で頓死する」[1]といわれ、救命には手術は必須。破裂後の手術死亡率は約17.6%と高い ● ショック状態（血圧低下、頻脈）で軽度意識障害 ● 高齢でアルツハイマー型認知症であることから、救命できても人工呼吸器からの離脱困難や、意識が戻らず寝たきりで意思疎通困難となる可能性が高い ● 手術しない場合の予後は厳しく、数日もしくは数時間 **医学の効用とリスク（③）** ● 手術により救命できる可能性はある ● 手術を行っても、術後合併症（脳梗塞や人工呼吸器関連肺炎、術後せん妄や筋力低下、関節拘縮など）併発の可能性が高い。人工呼吸器からの離脱困難となり、気管切開が必要となる可能性がある	**患者の判断能力（①）** ● アルツハイマー型認知症があること、ショック状態で現在の意識レベルが GCS：E3V4M6であることから、正確な判断能力があるとは考えられない **事前の意思決定（④）** ● 事前の意思決定については確認できていない **代理決定（⑤）** ● 長女は「手術すれば元気になる」と思っており、手術を希望 ● 事前説明では手術希望だったが、医師からの説明後、手術を希望しなかった
QOL	**周囲の状況**
QOLの定義と評価（①） ● 手術により救命の可能性はあるが、術後合併症により寝たきりや人工呼吸器からの離脱困難となることが予測される **誰がどのような基準で考えるか（②）** ● 患者は発症前、老衰により施設入所中でアルツハイマー型認知症がある。簡単な意思疎通は可能で、ADLはほぼ寝たきりに近い状態	**家族や利害関係者（①）** ● 患者は施設入所中で、近くに長女が在住。施設からの連絡を受けた長女が付き添っている。詳細な家族関係は不明 **医療者間に問題はないか（②）** ● 医師：手術を積極的には勧めず、緩和ケアへの意向を示している ● 看護師：医師の判断を否定はしないが、家族の意思に添えているか疑問を感じている

※表内の番号は、P.29 表2 との関連性を示している

倫理的に考えるためのヒント

■「いま、最も重要なことは何か」を考える

　胸部大動脈瘤破裂は致死的な病態であり、救命のためには手術を行うしか方法がありません。そのため、**医療者は善行の原則に従い、手術を行う必要があります。**

　しかし、救命できたとしても術後は寝たきりとなる可能性が高く、治療が長期化することでIさんに身体的・精神的苦痛をもたらします。

手術という医療行為の結果、患者の苦痛が生じることは、**無危害の原則に反する**と考えられます。

　また、意思疎通が困難であること、Iさんの事前意思がないことから、**自律尊重の原則**が十分に守られていません。そのため、Iさんの推定意思を推測し、家族が代理意思決定を行うこ

とになります。家族が判断に悩む場合は、Iさんはどのような性格だったか、どのようなことを大切にして生きてきたか、推定意思が想定できるよう家族を支援することが重要です。

■「医療者のかかわりかた」を考える

医師は、現在の患者の状態から、手術後の社会的予後が厳しいと考えており、手術によるメリットだけでなく、デメリットも含めて十分に検討しています。

中立的な情報提供も大切です。家族による代理意思決定を支援する場合、「患者さんはそこまでの治療を望んでいないと思いますよ」など、決して医療者が自分本位に患者の代弁者とならないようにしなければなりません（P.6）。そのためにも、医療者目線で考えるだけでなく、その家族の価値観や考え方を理解する必要があります。「医療者が思う患者の利益を家族に押しつけていないか」といった疑問をもちながら病状説明の場に立ち会い、家族と接していくことが重要です。

現時点で「最善」と考えられる倫理的な対応

■病状説明の「場の調整」を行う

「手術するかしないか」の判断は、医師の説明の仕方ひとつで左右されることも少なくありません。正しい情報提供がなされているか、患者・家族はどのように理解しているか、看護師は双方の間に立ち、客観的に状況を見きわめる必要があります。そのため、本事例では、看護師が医師と並んで家族と向かい合うのではなく、医師と家族の間に看護師が座ることで、家族に支援者であると認識してもらえるようにしました図1。

また、病状説明前に「途中でいつでも質問してよいこと」を伝え、病状説明時は「難しい言葉は、わかりやすく補足」しました。そうすることで、Iさんの家族は、医療者からの説明に従うのではなく、家族自身がどうしたいかを考え、決断できたと考えます。

図1▶病状説明時に「座る位置」

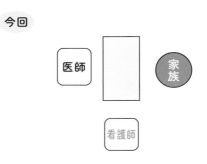

■病状説明の「その後のフォロー」も行う

　Iさんの家族は、医師からの説明を受け、手術したとしても元気になる可能性が厳しいことを知り、患者のこれまでの様子から、手術せず症状緩和に努め、経過をみていくことに同意しました。

　意思決定支援は行って終わりではありません。その後の患者の全人的な苦痛を除去するためのケアを考え、よい看取りの経過を家族がたどれるよう、グリーフケアを行う必要がありま

す。

　Iさんの家族は、代理意思決定後、「本当にこの判断でよかったのか…」と悩んでいました。そのため、家族のこれまでの患者とのかかわりを労い、感情の表出ができるよう傾聴を行いました。そして、残された時間を有効にするために、継続した看護を行えるよう、集中治療室看護師へ経過を引き継ぎました。

その後の経過

　集中治療室へ入室したIさんには、麻薬による疼痛の緩和と、輸血による循環動態の維持が行われました。集中治療室では終日面会が許され、家族は大きく動揺することなく、Iさんに声をかけたり、手に触れたりしていました。
　来院翌日、Iさんは、家族に見守られながら静かに最期を迎えました。

（物袋哲也）

引用文献

1）日本循環器学会，日本心臓血管外科学会，日本胸部外科学会他編：2020年改訂版大動脈瘤・大動脈解離診療ガイドライン
https://www.j-circ.or.jp/cms/wp-content/uploads/2020/07/JCS2020_Ogino.pdf（2024.4.24アクセス）.

参考文献

1）江川幸二，山勢博彰：看護のためのクリティカルケア場面の問題解決ガイド．三輪書店，東京，2013.
2）川崎優子：看護者が行う意思決定支援の技法30．医学書院，東京，2017.
3）山勢博彰：救急・重症患者と家族のための心のケア．メディカ出版，大阪，2010.
4）氏家良人：救急・集中治療領域における緩和ケア．医学書院，東京，2021.
5）日本救急医学会，日本集中治療医学会，日本循環器学会編：救急・集中治療における終末期医療に関するガイドライン 〜3学会からの提言〜．https://www.jsicm.org/pdf/1guidelines1410.pdf（2024.4.24アクセス）.

悲しみのなかの家族を支える
場面での倫理的調整

　早産や先天性疾患をもつ新生児の治療・ケア場面では、倫理的問題が生じることが非常に多いといえます。

　ここで取り上げるのは、医師から両親に「改善の見込みがなく、急変のリスクが高いこと」についてインフォームドコンセントをする前に、どのように伝えて支援していくのかなどを、医師・看護師で共通認識をもつために倫理カンファレンスを行った事例です。「全力で治療を」という方針から、ベストサポーティブケアに切り替わるとき、家族が医療者に見放されたと感じないよう、メンタル面への支援が重要です。

事例紹介

●**患者の情報**

23週、600g、経腟分娩で出生した新生児Jちゃん。
慢性肺疾患の増悪に伴い、生後約170日目に気管切開術を施行された。
両親と、現在は父方の祖父母宅に預けられている兄（5歳）がいる。

●**これまでの経過**

約220日目に気胸となり、約240日目に人工呼吸器関連肺炎となった。生後約300日目を経過したが改善の見込みはなく、急変のリスクが高いことが両親に告げられた。両親で話し合い、心臓マッサージはしないことを意思決定された。
両親は「Jちゃんに少しでも長くがんばってほしい」と思っているが、「これ以上しんどい思いはさせたくない」という思いも吐露された。
両親の面会は、人工呼吸器関連肺炎になるまでは3回/週だったが、予後を告げられた後は、ほぼ毎日来院されている。

●**倫理カンファレンス参加者**

 リーダー看護師　 担当看護師

 看護師長　 主治医

 臨床心理士　 病棟医長

★担当看護師からの提案で倫理カンファレンスを実施
★児と家族の両方にかかわる医療者に参加してもらうことに

※慢性肺疾患：小児慢性特定疾患の1つ。

倫理カンファレンス参加者の意見

リーダー看護師

Jちゃんの病状と今後の方針について、確認しておきたいと思います

ここ数日は無尿で、血圧維持のため輸血や輸液を行うことにより、浮腫が著明になっています
Jちゃんの苦痛を考えると「毎日の採血は必要なのか?」とも思います
Jちゃんへの苦痛を最小限にとどめ、生きてほしいと願う家族の思いに寄り添った意思決定支援が必要と思います
心臓マッサージをしないとの意向でしたが、母親は、SNSの情報などから揺らいでいるようです

担当看護師

採血は、児の状態を把握するために必要です
家族は治療を希望しているので、呼吸管理や感染状態を評価し、Jちゃんがこれ以上悪化しないように管理するのが医療者としての役目です。1日でも長く生きてほしいという希望をもっており、点滴やドレーンも、必要だから行っています

病棟医長

Jちゃんの安楽を第一に考え、鎮静を行い、治療しています。治療方針は家族の意向をふまえて決めています

主治医

リーダー看護師

両親は毎日面会に来ていて、日々の様子や変化に敏感で、インターネットの情報などで意思が揺らいでいるようですが、何か情報を持っている方はいますか?

親から無理に話を聞き出すことはせず、「眠れているか、食べられているか、泣くことができているか」確認するようにしています。医療者の気持ちも伝え、互いの気持ちを共有することが「寄り添うケア」になると思います
また、一般的に父親は「強くあろう」とするため悲しみが表面化されにくく、悲嘆過程が遷延する可能性があります。両親2人に話すのではなく、個別に話を聞くことが、父親へのケアになると思います

臨床心理士

Jちゃんと家族が一緒に過ごせる時間や空間を提案し、医師が必要と判断する治療を継続しながら、経過を家族と共有することが、家族へのケアとなっていると思います

看護師長

リーダー看護師

NICUで面会を許可しているのは両親・祖父母のみです。5歳の兄は、面会できないため祖父母宅に預けられています
Jちゃんが少しでも安楽に長く生存し、家族との時間を大切に過ごせるように環境調整できないでしょうか?

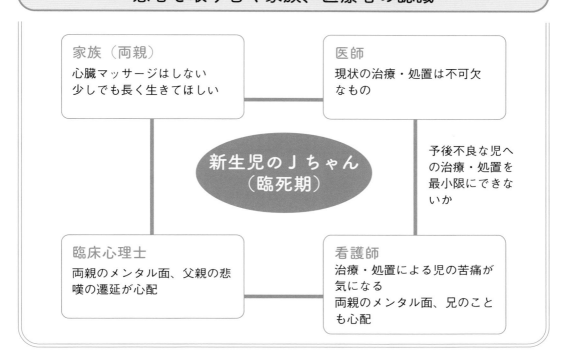

この家族にとっての幸せのために
あなたはどのような調整を考えますか？

患者を取り巻く家族、医療者の認識

家族（両親）
心臓マッサージはしない
少しでも長く生きてほしい

医師
現状の治療・処置は不可欠
なもの

新生児のJちゃん
（臨死期）

予後不良な児へ
の治療・処置を
最小限にできな
いか

臨床心理士
両親のメンタル面、父親の悲
嘆の遷延が心配

看護師
治療・処置による児の苦痛が
気になる
両親のメンタル面、兄のこと
も心配

事例の論点を整理する

■ まずは医療者間での「治療方針」に対する考え方を統一する

全力で治療をしていてもそれが限界に達したとき、医療者は、看取りに向けて、いかに家族に寄り添い、家族が悔いのないように過ごすための支援ができるかを考えていくことになります。

治療方針を決定するとき、医療者同士や家族で考えがバラバラだと、患児と家族のために力を発揮することができません。そのため、まず

は医療者で治療方針を共有し、看護師は家族の意向を代弁しながら、患児と家族にとって最善が何かを考えていく必要があります。

そのためには、日々感じていること・考えていることをかかわる医療者全員で共有することが大切です。看取りに向けて揺らぐ家族が「今どうありたいか」という希望を取り入れられれば、個別的なケア実践につながります。揺らい

でいる家族に対し、"これでよかった"と思える意思決定支援を行うことが重要です。

そこで、臨床倫理4分割表で、現在の状況を整理しました 表1。

表1 臨床倫理4分割表に基づく情報整理

医学的適応	患者の意向
●23週台、600gで出生 ●慢性肺疾患、気管切開術後 ●気胸のためトロッカー留置中 ●人工呼吸器関連肺炎 ●ステロイドを長期に極量以上に使用しているが改善の見込みなし ●現行治療が限界に近く、急変のリスクが高い	新生児のためわからない ●新生児のため代理意思決定者は両親 ●家族の意向：心臓マッサージはしない（両親の意見） ●ブログで心臓マッサージして元気に回復した子がいることを知ってゆらいでいる。どんな状態でも、どんな障害があっても100%信じて大事に育てていく。ずっと信じているし、頑張って生きてほしい
QOL	周囲の状況
●連日採血され、状態も悪く、穿刺に難渋する ●浮腫が著明 ●排尿がみられない ●血圧維持のため輸血・輸液療法が必要	●両親は30代 ●母親は児が人工呼吸器関連肺炎となってからは、ほぼ毎日面会に来ている ●父親は週に2〜3回の面会 ●5歳の兄（保育園通園中）は10日に1回程度面会。兄であることを自覚している様子あり。児が悪化してからは、父方祖父母宅で過ごす時間が多い ●病院から自宅までは車で1時間半程度 ●自宅から車で5分程度の所に父方祖父母宅がある ●母方祖父母宅は病院から30分程度のところにある ●両祖父母ともに両親のキーパーソンである

倫理的に考えるためのヒント

■代理意思決定をする「家族の苦痛」に配慮する

家族が行う意思決定について、アイエンガーは「情報あり・選択権なしの家族（フランス）と、情報も選択権もある家族（アメリカ）を比較した場合、後者（アメリカ）の家族がもつ否定的感情のほうが強い」ことを実証研究で証明しています[2]。

昨今、私たち医療者は、情報を説明することには配慮していますが、「決定権」を渡すことが家族を苦しめているかもしれない、という重要な視点をもてていない可能性があります。

また、アイエンガーは「医療者が、治療の中止を単なる選択肢の1つとして伝えるのではなく、医学的に望ましい選択として提示したとき、家族の否定的感情に大きな変化が生じた」と[2]説明しています。

難しい選択を担う者の心的重圧がどれほど大きいかを私たち医療者が理解することで、私たちの取るべき方針も決まってくると考えられます。

現時点で「最善」と考えられる倫理的な対応

■家族が納得できる意思決定となるように支える

　両親が抱いている「治療方針への揺らぎ」に関しては、家族が納得いく決定を支援するというスタンスでかかわりました。

　家族の気持ちは揺らぐものです。考えが日々変わることは珍しくありませんし、「変えてはいけない」わけではないのです。

■限定的に「面会制限の撤廃」を行えないか検討する

　カンファレンス後、本事例においては、NICU での同胞面会の制限（時間や頻度）を撤廃することになりました。

　NICU はオープンなスペースで、個室空間が

ありません。そのため、プライバシーが守られるように、パーテーションを用いて個室に近い環境づくりの工夫をしました。

その後の経過

　家族で過ごしてもらえる方法を話し合い、大人用ベッドに家族で川の字に寝ることを提案したり、兄弟で遊ぶ時間を設けたりしました。また、家族とともに計測を行い、一緒に手足型を取るようにし、その時間は他家族と子の面会を避けるなどして、この家族と他家族両方に配慮しました。

　家族にはいつでも話を聞くという姿勢を示し、家族がやってあげたいことをできるだけ叶えること、家族が決めた決定を支持する医療者としての姿勢をもちながら、患児と家族の最善の利益を追求しました。

　また、心臓マッサージをしないと決めた家族ではありますが、家族がそばにおらず、電話連絡する場合には、「心臓マッサージをせずに J ちゃんの頑張りをサポートすることだけさせてもらう方法でお待ちしています」と伝えることを医療者間で共有しました。

（森本沙代）

引用文献

1）野嶋佐由美, 渡辺裕子編：家族看護選書第2巻周産期家族への看護. 日本看護協会出版会, 東京, 2012：69-70.

2）Iyengar S著, 櫻井祐子訳：選択の科学. 文藝春秋社, 東京, 2010：281-283.

参考文献

1）日本小児科学会倫理委員会話し合いのガイドラインQ&A集作成小委員会編：重篤な疾患を持つ新生児の家族と医療スタッフの話し合いのガイドライン改訂案. https://www.jpeds.or.jp/uploads/files/20240328_GL.pdf（2024.4.24アクセス）

看護師として災害支援を行う
場面での倫理的調整

看護師としての職業倫理が揺らぐとき

看護専門職の不可欠な要素として『看護職の倫理綱領』に掲げられている条文には、看護師という専門職に就く人は、道徳的に「よい人」であることが期待されているように思います。

では、誰にとって「よい人」であることが求められているのでしょうか?

それは、ケアを必要とする人にとって「よい人」、すなわち「よい看護実践」を行うことだと私は考えます。医療機関などの受診履歴のある「患者」のみを対象とするのではなく、「ケアを必要としている人すべて」が看護実践の対象者であることを忘れてはなりません。

ここでは、看護師という専門職の職業倫理のなかで、時として看護師自身の価値観や信条と職業上の義務が対立する事例として、筆者がこれまでに経験した災害支援を行ったときのことから話題を提供します。

倫理カンファレンスではなく、デブリーフィングの場面で、改めて「よい看護実践」について考えた事例です。

事例概要

●対象者の情報
DMAT登録している看護師Kさん。30歳代で、保育園卒業間近の子どもがいる。

●場面①:派遣前
2011年3月11日14時46分、東日本大震災が発生した日は休日であった。自宅で揺れを感じたが、状況を把握できず、子どもの保育所卒園を控えて個人面談に向かっていた最中、病院から連絡が入った。
「東北で地震があった。DMAT出動できるか?」と尋ねられ、私はすぐに「はい」と返答。保育所で遊ぶ子どもに声をかけ、実母に出動することを説明し、急いで病院へ向かった。出動中の子どもの行事(小学校の説明会なども含めて)は、すべて実母に対応してもらった。

●場面②:派遣後
5日間の活動を終えて帰宅。しかし、その後、東日本大震災関連の情報を見ると涙が出てきてしまう。そのようなタイミングで、デブリーフィングが行われた。

★活動後のメンタルヘルス支援を目的としたデブリーフィングの場面

●登場人物

 看護師長　　 私(DMAT隊員である看護師K)

デブリーフィングの内容

看護師長

Kさん、DMAT活動後の疲れが、まだ癒えていないのではありませんか？
少し元気がないようですが、大丈夫ですか？

私

気にかけてくださり、ありがとうございます
DMAT隊として使命感をもって現地に赴きましたが、5日間という短い期間で、何の役にも立てなかったと気分が沈んでいます。何もできなかった、自分だけ帰ってきてしまった、という思いしかありません

看護師長

Kさんは育児も大変なのに、すぐに出動を了承くださいましたね。「応援者が来てくれた」ということが、現地スタッフの大きな支えになったと思いますよ
現地で何かつらいことがありましたか？

私

病院が水没していたため、空港に運ばれてくる患者の応急手当活動をしていました
搬送された患者の様子を見ると、足にビニール袋が巻かれ、頭におむつを敷いていました。医療材料が不足していることはわかっていても、心が引き裂かれるような思いでした

看護師長

そうだったのですね
頭では理解していても、現状を目の当たりにしたときの衝撃は大きかったのでしょうね

私

患者さんに「連絡先は？」といつものような問診をしてしまって、「無事かどうかもわかりません」と悲しい顔をされました
何てことを言ってしまったのだろう…と思って、涙が止まりません

看護師長

第1陣で行っていただき、心の準備も十分にできなかっただろうなかで、精一杯の活動をされたと思います。感謝しています

私

師長さんの言葉はありがたいです
でも、被災地の看護師は、今も大変ななかで医療活動をしているのに、私は帰って何もなかったかのように生活していることが、心苦しくて仕方ありません

あなたがDMAT登録をしている看護師だったら、
以下のうち、どのような判断をしますか？

A　すぐに「出動する」と回答する
B　「家族と相談してから折り返す」と回答する
C　「子どもの行事（卒園式）があるので今は出動できない」と回答する

そして、「派遣後の私」に起きている症状は何だと思いますか？

事例の論点を整理する

場面① 派遣前は「専門職としての私」「母親としての私」の葛藤がある

私は看護師でDMAT隊員という責務から、災害発生後の活動について日常的に心の準備をしていたため、すぐに出動することを決定することができていました。

しかし、母親としての役割がはたせていないことへの葛藤もありました。災害時で連絡が困難な状況だったこともありますが、「派遣時に私用で家族に連絡をしてはダメなんじゃないか」と、24時間業務していたことが思い出されます。

専門職としての私と、母親としての私は常に葛藤しています。

場面② 派遣後は「サバイバーズ・ギルト」としての葛藤を抱える

通常の看護が行えないなか、被災地域の看護師は、葛藤のなかで活動を続けました。病院の機能が破綻している状況でも、患者の安全を最優先に実践しています。

しかし、搬送後の問診の内容を振り返ると「患者の取り巻く状況を考慮できていない」ように思います。被災者に寄り添う看護とは何か、創意工夫する看護とは何かを考えさせられたこの経験は、今の私の看護に大きな影響を与えました。

DMAT隊員として災害に関する知識・技術を習得すべく自己研鑽を行っていくなかで、実際に災害を目の当たりにし、「被災者のために何かしなければ」という思いが強くなっています。しかし、実際に活動してみると、災害が大きければ大きいほど短期間で問題解決することができません。その結果、被災者に気持ちが近くなり、「何もできなかった」という無力感が出現しました。

倫理的に考えるためのヒント

■支援者の「災害後のメンタルヘルス」に気を配る

災害後、そのような無力感から看護師として働き続けることが困難となる人もいます。これは「サバイバーズ・ギルト（survivor's guilt）」であるということを後に学びました。

サバイバーズ・ギルトは、戦争や災害・事故・事件・虐待などに遭いながら奇跡的に生還を遂げた人が、周りの人々が亡くなったのに自分が助かったことに対して、しばしば感じる罪悪感のことです。日本においては、2001 年 6 月 8 日に発生した附属池田小事件や、2005 年 4 月 25 日に発生した JR 福知山線脱線事故において、生存者の間にこの種の感情がみられると報告され、認知度が高まりました。

懸命に救命をしたけれども救えなかった命に対する罪悪感により、心的外傷後ストレス障害（post-traumatic stress disorder：PTSD）を起こし、それ以前の日常生活どおりの生活ができず、心理的な援助を必要とする場合もあります。

現時点で「最善」と考えられる倫理的な対応

■災害のなかで看護師として働くスキルを明確化する

災害は、望まずして大勢の人が巻き込まれる出来事で、急に非日常の状況に陥ります。

通常、看護師は、身体的・精神的問題を抱える人を対象として「専門職として知識・技術を提供する」ため、災害時には多くの対象に対して看護を提供しようとします。しかし、非日常の状況下では、個人として取り巻く環境を変化させながら看護の提供を行うことになります。

山崎らが行った震災後の退職意向に関する調査[1] では、以下の 2 点がわかっています。

● 経験年数の長い人、年齢が高い人のほうが、ストレス度が高い

● 看護管理者の退職の主な理由は「仕事より自分の生活が大切だと思ったから」「精神的に疲れたから」

上記から、看護師の経験知を上げ、専門職として責務を全うしようとする一方、個人の生活の役割との間で葛藤が生じているのではないかと考えられます。

災害のなかで看護師として働くことは、体力・精神力に加えて専門的なスキルが要求されます。そのなかでは、以下の 6 点が重要となると考えます。

①安全確保

　自分と、自分を取り巻く周囲の安全が最優先です。自分だけでなく、自分の大切としている家族の安全が確保されないと、患者に十分な援助を提供することができません。

実践につながる ワンポイントアドバイス

場面① では、事前に家族と自分の役割について話し合っておくこと、災害現場での活動中も家族と連絡が取れる環境を整えることが必要です。
また、活動が困難と判断した場合は「行けない」という判断すること、その判断を許容する職場環境も重要です。

②適応力

　災害状況は予測不可能です。看護師には柔軟性をもち、変化に適応する能力が求められます。

　実際、被災地内の看護師は、物資が不足するなか、環境因子によって患者の安全が脅かされないように創意工夫しています。これは、日常の臨床看護において、患者を中心とした「看護の経験知」のなかから得られたスキルであると考えます。

③コミュニケーション

　チームとの効果的なコミュニケーションが重要です。

　患者ケアに関する情報収集だけでなく、それぞれの「不安」や「悩み」についても話せることが大切です。

④心理的ケア

　患者やその家族が災害のストレスや不安に直面している状況を理解し、看護師は心理的なサポートを提供する必要があります。

実践につながる ワンポイントアドバイス

場面② で「私」が気にしていた声かけでは、患者の思いを傾聴することも大切ではないかと考えます。

　先述のコミュニケーション能力も合わせ、そばにいて安心感がもてるような看護ケアの提供ができることが大切です。

⑤倫理的な判断

　限られたリソース状況では、トリアージの考え方に基づいて倫理的な判断をしなければならないこともあります。この場合の倫理として「災害の倫理」の考え方があります。ザックは、災害の倫理綱領[2]として、以下の7つを挙げています。

- 道徳的義務
- 適切さと公平性
- 個人の責任
- 社会的義務
- 安全と安全保障
- 尊厳
- ニーズ

　このなかの「適切さと公平性：最善の備えのもとで助けられる人すべてを公平に助ける」を考え、実践することになります。

　そのために、チームとして決断することも必要であることを理解し、事前に災害に関する知識・技術を習得しておくことが必要です。

⑥自己のケア

　臨床現場でも、臨終の場面など、看護はストレスが多い仕事です。ことに非日常である災害現場では通常以上のストレスがかかることを理

解し、自己のケアを怠らないようにする必要があります。適切な休息、栄養、ストレス管理は不可欠です。

活動後のメンタルヘルス不調も、被災者に対する共感や連帯感、自分の無力感からの感情であると考えます。一般的な回復過程であると理解しておくとともに、早期に専門家のサポートを受けることも大切です。

> ## 振り返って思うこと
>
> 看護師として生きることは、臨床で患者とかかわりながらさまざまなことを経験し、自らの成長の実感を喜びとできることであると考えています。それがやりがいや充実感につながります。
>
> その反面、さまざまな葛藤が生じ、時にはストレスとなることもあります。今回、災害看護の事例から「自分の安全」が最も優先すべきであり、それは身体的だけでなく、心理的な要素も含むと考えます。
>
> 私たち看護師は、そのような状況に陥る可能性があることを事前に理解し、自分だけでなく、職場環境でサポートできる体制を整える必要があると思います。看護師が身体的、精神的に健康であることが、患者やその家族に対して専門性の高い看護の提供につながるのではないかと考えます。

（吉次育子）

引用文献

1）山﨑達枝, 桑原裕子, 松井豊：東日本大震災を体験した看護管理職の震災後の苦労と退職意向に関する探索的検討. 日災医会誌2022；27（1）：80-88.
2）Zack N著, 髙橋隆雄 監訳：災害の倫理. 勁草書房, 東京, 2021：237-240.

組織で生きる看護師を支える
場面での倫理的調整

組織の一員として「組織の秩序を守って働く」責務

COVID-19 感染拡大という未曽有の状況により、非日常的な規制が発令された結果、看護師として大切にしている価値観を揺るがされた人も多いと思います。感染対策に対するさまざまな立場での見解があるなかで、所属施設で出されるルールに沿って業務を進めることも「組織人として」という倫理の1つです。

看護師として、ひとりの人間として抱えきれない想いが生じたら、ひとりで抱え込まず、仲間と共有することが大切です。そして、組織のルールを決める役割の人と状況を共有してください。状況を知ったうえで、ルールの変更や次の対策を立ててもらう必要があるからです。

ここでは「組織人としての倫理」と「看護師としての倫理」が対立した場面で、管理者がどのように調整を図ったのか、みていきましょう。

事例紹介

2020年1月、COVD-19感染拡大による非日常の生活が始まった。国が緊急事態宣言を発令し、「医療者以外は自宅待機」「医療者は働くことが責務」という風潮が世界中を席巻した。
感染患者は病院や宿泊施設に隔離され、家族と会うことも禁じられた。
COVID-19専用病棟に勤務する看護師は、自身が感染するリスクも引き受けながら、入院患者に献身的に寄り添っていた。

●患者の状況
まだ治療薬もワクチンも開発されていない2020年6月ごろ、COVID-19陽性となったLさん（80歳代、男性、肺炎症状が悪化する可能性あり）が入院された。
感染経路は、少し前に発症し、療養施設に入所している同居の長男からだと推定された。

●共有された状況
ある日、療養施設を退所した長男が外来に訪れ、Lさんとの面会を希望した。
しかし、その時点での病院の規制は「面会は一般病棟も含め全面禁止。診療目的ではない医療者の立ち入りも禁止」と大変厳しい状態で、家族の面会が許可されるのは「主治医が看取りの時期がきていると判断したときに1回15分に限る」となっていた。外来師長は、規則で面会できないことを何度も説明したが、長男は納得せず、「面会できるまで帰らない」と言って外来の椅子に座り続けた。
3日目の朝、外来師長から副看護部長に「Lさんの長男が座り続けていて帰らないが、このままでよいか？」と連絡があった。副看護部長は、病棟スタッフの意見を聞くこととした。

●倫理カンファレンス参加者

 副看護部長　 若手看護師　 中堅看護師

> ★副看護部長からカンファレンス開催を提案
> ★患者のケアに当たっているスタッフに声をかけ、ミニカンファレンスを行った

倫理カンファレンス参加者の意見

副看護部長

Lさんの息子さんが、Lさんとの面会を希望して、外来でずっと座り続けています
息子さんに面会を許可するかについて、みなさんのご意見はいかがでしょうか?

若手看護師

面会禁止は病院が決めたルールですし、Lさんの息子さんにだけ面会を許可することは不公平ではないでしょうか?
Lさんの息子さんが外来に座り続けていることは大変心苦しいですが、致し方ないと思います

副看護部長

そうですね、この方だけ特別扱いすることはできませんね
ところで、今日のLさんの容態はどうですか?

中堅看護師

穏やかに過ごされていますが、酸素投与量がどんどん増量しており、肺炎の状態は悪化しています
話し合いの際、Lさんご本人は「人工呼吸器の装着は希望しない」と強い意思を示されました
急に悪化して、短時間で看取りとなることも想定しています

副看護部長

そうですか
Lさんの息子さんは「自分が原因でCOVID-19に感染させてしまった」と思っていて、罪悪感があるのかもしれません
このまま、会えないまま、お亡くなりになることが想定されるのですね

若手看護師

そう考えると、面会禁止のルールは厳しすぎないでしょうか
私たち看護師は、他人ですがケアをするためにLさんの病室に入れます
それなのに、Lさんが会いたい息子さんに会わせてあげられないなんて、本当に切ないです(と泣く)

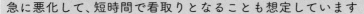

あなたは、管理者として、どのようにアドバイスしますか？

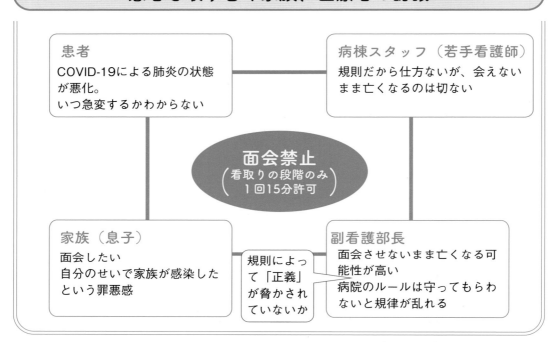

患者を取り巻く家族、医療者の認識

患者
COVID-19による肺炎の状態が悪化。
いつ急変するかわからない

病棟スタッフ（若手看護師）
規則だから仕方ないが、会えないまま亡くなるのは切ない

面会禁止
（看取りの段階のみ
1回15分許可）

家族（息子）
面会したい
自分のせいで家族が感染したという罪悪感

規則によって「正義」が脅かされていないか

副看護部長
面会させないまま亡くなる可能性が高い
病院のルールは守ってもらわないと規律が乱れる

事例の論点を整理する

■「規則だからできない」が「やらない理由」になっていないか考える

　本事例では、外来師長から副看護部長に「今日も息子さんが座り込んでいる」ということが報告として伝えられました。その報告は「ルールを何とかして欲しい」という意図ではなく、「このような状況だから仕方ないのに、息子が理解しない」という意図のものでした。

　しかし、この組織にはもう1つ「看取りの時期が近づいていると主治医が判断し許可した場合は15分以内に限り面会を許可できる」というルールがありました。しかし、外来師長は、このルールは感染専用病棟には適応されないという認識をもっているようでした。

　それでは「思い込み」にすぎず、すべての患者を平等に扱っているとはいえません。そこで、看護実践に重要な倫理原則[1]（P.4）に立ち戻り、状況を分析してみることにしました 表1 。

表1 看護実践に重要な倫理原則による状況分析

【善行と無害】の観点	善行	● この家族には、Lさんが意思表示できる間に息子と面会する時間を設けることが必要である
		● しかし、病院の方針として「一般病棟も含めて面会は禁止」となっているなか、感染専用病棟に面会者を入れることは不可能と思われた
	無害	● Lさんは退院できる見込みがなく、家族と会えないまま、ひとりで亡くなるかもしれない
		● 感染源となった息子の人生に影響を及ぼす大きな負のイベントとなることは間違いない
【正義】の観点		● 「面会は一般病棟を含めて全面禁止」は病院の規則だが、終末期が近づいている患者に対しても、同様の対応でよいのか
【自律】の観点		● 看護師はLさんと息子にとって「面会時間を設けることが必要」と考えているが、感染制御の観点、病院から出ている指示を遵守することが優先されることから、申し訳ない思いを抱きながらも「面会を許可できない」という判断に至っている
		● 看護師自身も涙するほどに心を痛めながら対応している
【誠実】の観点		● 現場の看護師としては、Lさんの予後の見通しがよくないこと、しかし、院内の厳しい面会制限に協力いただきたいことなどを、誠意をもって伝える必要がある
		● 一方、息子が外来に座り込んでいる状況を管理者に報告し、対応について相談する
【忠誠】の観点		● 病院の職員として、院内の方針に従った判断をすることが求められる
		● Lさん家族だけを特別扱いすることはできない

倫理的に考えるためのヒント

■規則を作るのも変えるのも「組織の構成員である私たち」である

　国や地域が違えば法律も異なるように、私たちがルールとしていることは、私たち自身が作っています。法律、規則、手順マニュアル、習慣などは「どこかの誰かが作っているもの」ではないのです。

　そのルールを作っている組織（集団）に属していないなら、そのルールに従う必要はありません。また、そのルールが現状に合わない場合は、手続きに則ってルールを変更する必要があります。組織に属する一人ひとりが、その自覚をもって発言をすること、その発言を遮らない風潮が集団内にあることが、倫理的な組織づくりには必須です。倫理的な職場づくりをめざす看護管理者は、スタッフの声によく耳を傾け、互いに意見を出せる関係を日常のなかで築いておくことが求められます。

現時点で「最善」と考えられる倫理的な対応

■主治医に状況を伝え、患者の病状を確認する

　この日の朝の引き継ぎで「Lさんの状態は悪化傾向で、トイレに行くのも大変な負荷となっており、酸素投与量が時間単位で増えている」と報告がありました。

それを聞いた副看護部長は「今日、息子さんに面会できないと伝えて帰ってもらっても、また明日も来るだろう。しかし、Lさんが明日も会話できる状態かどうかはわからない」と考えました。

そこで、主治医に連絡し、連日息子さんが面会を求めて来院していることを伝え、「看取りの時期が来ていると判断するならば、面会を許可できますか？」と意向を確認しました。医師は、うなり声をあげて判断に困っていました。

副看護部長は、医師の意思決定を支援するために「Lさんの息子さんは、COVID-19の感染から回復した状況で抗体をもっていますから、病室に入っても大丈夫だと主張しています」と伝えました。

医師は「なるほど、一理ありますね。では15分だけ許可しましょう。感染対策をして入ってもらってください」と言い、指示を得ることができました。

その後の経過

息子さんは医療者と同じ感染対策をして病室に入り、Lさんと15分間の面会をした後、納得して帰宅されました。

その日の夜、Lさんは、電話で家族の声を聞きながら息を引き取られました。

（ウィリアムソン彰子）

引用文献

1）Fry ST, Johnstone MJ著, 片田範子, 山本あい子訳：看護実践の倫理 第3版. 日本看護協会出版会, 東京, 2010：28-33.

倫理カンファレンス
活性化のポイント

倫理カンファレンスがうまくいかない場合は、倫理コンサルテーションを活用するのが効果的です。気づかぬうちに論点がズレてしまっている場合や、情報をうまく整理できていない場合、何が問題なのかがつかみきれていない場合などもあるため、積極的に活用していくとよいでしょう。

また、倫理カンファレンスは「倫理的問題の存在に気づき、他者と共有すること」から始まります。気づきの視点を得ること、忙しい臨床で効率よく問題を共有するポイントについても、併せてみていきます。

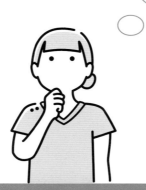

倫理コンサルテーションの活用

倫理コンサルテーションは「最善の選択」への支援活動

倫理的問題への対応で困難を感じたときは、倫理コンサルテーションの活用が有用です。

倫理コンサルテーションは「関係者が患者、家族の受ける診療行為に懸念や疑問、倫理的ジレンマを感じたとき、依頼に応じて個々の患者診療にかかわる倫理的問題を同定、分析、どのような選択が最善かを考察し、妥当な結論を目指し、対話を促進し助言する支援活動」です[1]。

臨床につながる
ワンポイントアドバイス

施設によっても異なりますが、倫理コンサルテーションチームや倫理委員会のグループやメンバーだけでなく、倫理調整という役割を担う専門看護師も、医療者から相談を受けて支援活動を行います。

■倫理コンサルテーションは「内容と過程」にかかわる

倫理カンファレンスでは、ファシリテーターが話し合いの促進役として対話を促す役割をはたします（P.36）。では、倫理コンサルテーションを担う倫理コンサルタントは、どのような役割を担っているでしょうか？

コンサルタントの中心的な能力は、知識、スキル、態度の3つに分けられます[2] 表1。PART 2で、倫理カンファレンスには「コンテンツ（内容）とプロセス（過程）」の2つの要素があると述べました（P.36）。ファシリテー

ションは、コンテンツには踏み込まず、プロセスにはたらきかける役割でしたね。つまり、ファシリテーターが、カンファレンスで何らかの回答を出す必要はないのです。

一方、倫理コンサルテーションは問題の本質を見抜き、コンテンツとプロセスの両方にはたらきかけ、問題の解決に向けて支援していく役割や、教育的な役割も担っているところに違いがあります。

■倫理的問題で困ったときは倫理コンサルテーションに相談

倫理的問題は、多様な価値観が対立することで生じます。そのため、その解決に向けて、患者・家族、医療チームメンバーなどの対話が促進できるように支援することが重要になります。対話を促進させることができれば、より多

くの情報を共有できます。その情報によって新たな考えがひらめいたり、他者の意見を聴くことで考え方に変化が生じたりして、合意形成につながる可能性が生まれます。

倫理コンサルテーションは、倫理的問題を検

表1 倫理コンサルタントの中心的な能力

知識		● 倫理的に道筋を立てて考えるための知識
		● 生命倫理に関する基本的な知識
		● 患者の病歴を読み解くのに必要な医療・ケアの知識
		● コンサルテーションの場となっている施設についての知識
		● その施設の方針、その施設の患者やスタッフの信念や考え方
		● 関連するガイドラインや指針、関連する法令、医療介護の制度
スキル	倫理的スキル	① 事例を検討するうえで必要な情報を収集するスキル
		② 倫理的知識をふまえて事例を評価するスキル
		③ ②の評価や法的な知識をふまえ、最終的な結論を導くスキル
	対人関係スキル	● コンサルタントという立場に関連したスキル
		● 倫理の専門家であることに関連したスキル
	プロセス的スキル	● 個別のコンサルテーションを円滑に進めるためのスキル
		● 倫理コンサルテーションの仕組み全体を円滑に運営するためのスキル
態度や姿勢		● 寛大な心、真摯な対応、毅然とした態度、謙虚な姿勢

堂囿俊彦編著：倫理コンサルテーションハンドブック. 医歯薬出版, 東京, 2019：19-25. を参考に作成

表2 倫理コンサルテーションの活用例

現在進行中の事例に関すること	● 何にモヤモヤしているのか、何が倫理的問題なのかまとまらない
	● 患者が意思決定できるのかどうかわからない
	● 医療者間で価値観の対立があり、うまく話し合えない
	● 患者・家族と医療者間でコミュニケーションがとれない　など
過去の事例に関すること	● 「もっとよい対応があったのではないか」とモヤモヤや後悔が残っている
	● うまく支援につなげられた事例に関して、どこがよかったのかプロセスを振り返り、次回に活かしたい　など
その他の相談や支援	● 倫理カンファレンスや研修会の企画や運営　など

討するためのトレーニングを受けて知識やスキルを習得しており、その領域に専門的な知識をもつ医療者などから構成されています。

　倫理カンファレンス後も釈然としないときはもちろん、倫理カンファレンスを提案すべきか悩んだときなどに、倫理コンサルテーションメンバーに声をかけてください。

　倫理コンサルテーションを活用し、多角的な視点から倫理カンファレンスを深めましょう 表2 。

■事例でみる倫理コンサルテーションの実際

　みなさんのなかには、すでに倫理コンサルテーションチームのメンバーとして横断的活動をしている方もいるでしょう。また、そのメンバーではなくても、後輩看護師から倫理カンファレンスに関する相談を受ける機会もあると思います。

そこで、倫理的問題について相談を受けた場合、どのように支援していくのか、倫理コンサルテーションを行う立場となって考えてみましょう。

事例紹介

●患者情報
　Ａさん、70歳代、男性、悪性リンパ腫、軽度の認知症あり

●家族構成
　妻と２人暮らし。子ども２人は近隣に居住

●経過
　抗がん剤治療中、肺炎が悪化して人工呼吸管理となった。薬剤性肺炎を疑って対応していたが、肺炎は悪化の一途をたどり、抗がん剤を再開できないことから緩和ケアに専念する方針となった。呼吸困難に対してモルヒネ持続皮下注射、肺炎の増悪によるせん妄出現に対しては抗精神病薬で対応している。予後は週単位と考えられるが、肺炎の増悪によっては急変する可能性もある。

　キーパーソンである長男は「父は不安が強く、抗がん剤治療終了を伝えたら、生きる気力を失ってしまう。家族で話し合い、父にはこれまでどおり"肺炎が治ったら抗がん剤治療を再開する"と説明し、このまま病院での看取りをお願いしたい」と希望。

　医師は「Ａさんには軽度の認知症があり、せん妄も出現していることから病状の理解は難しいだろう。また、在宅療養は、処置が多く（頻回の吸引や薬剤管理など）、家族の負担が大きいためこのまま病院での看取りが善いだろう」と考え、家族の意向により抗がん剤治療の終了、緩和ケアに専念する方針となったことは、伝えない方針となった。

●相談内容
　Ａさんは、夜になると「家に帰りたい」「そばにいて欲しい」と訴えるようになった。看護師は、このまま「治療ができる」と信じて真実を伝えられずに病院での看取りとなって善いのだろうか、とジレンマを感じていた。

　主治医と何度かカンファレンスを試みたが意見は変わらず、うまく話し合うことができなかったため、リーダー看護師から倫理コンサルテーションの依頼があった。

STEP 1　事例の情報を整理する

　まず、依頼内容を確認し、情報を収集します。相談者や関係者から相談内容を聴き、それぞれの考える問題点にズレがないかを確認します。また、カルテからも情報収集し、情報を整理していきます。

　今わかっていること・不足している情報を整理しやすいように、臨床倫理４分割表を活用します。この４分割表に書き込むことで、患者の意向、QOL に関する情報が不足していることが一目瞭然となります表3。

表3 臨床倫理4分割表に基づく情報整理

医学的適応	患者の意向
●70歳代、男性、軽度の認知症あり ●悪性リンパ腫で抗がん剤治療中に肺炎が悪化し、人工呼吸管理 ●肺炎増悪、抗がん剤治療再開できないため緩和ケアに専念する方針 ●呼吸困難にモルヒネ持続皮下注射、せん妄に抗精神病薬投与 ●予後は週単位、肺炎が悪化すれば急変の可能性がある	●「家に帰りたい」 意思決定能力はあるのだろうか？
QOL	**周囲の状況**
Aさんの大切にしたいことは？	●家族：Aさんが生きる気力を失うことが心配。「肺炎が治ったら抗がん剤治療を再開する」と説明し、このまま病院での看取りが善い ●医師：Aさんは、軽度の認知症、せん妄も出現して病状理解が難しいため、家族の意向に添うのが善いのではないか。処置やケアが多く、在宅療養は困難ではないか ●看護師：Aさんの「帰りたい」という思いがあるのに、真実を伝えず家族の意向で病院での看取りで善いのだろうか

STEP 2 倫理カンファレンスの開催（倫理コンサルタント支援）

■事例紹介と問題の提示

依頼者から、事例の経過やジレンマを感じている問題について説明してもらいます。

本事例では、医療者間での価値観の対立からうまく話し合うことができなかったことがコンサルテーションの動機となっているので、建設的に話し合えるよう配慮します。

■情報の共有と不足している情報の確認

今わかっている情報を共有し、不足している情報を確認します。本事例では、Aさんの意向やQOLに関する情報が不足していますが、1日を通して患者のケアにかかわる看護師から気づくことがあると考えます。実際、カルテの記録には、看護師から「家族が毎日面会に来ているサポーティブな様子」が報告されていました。

倫理コンサルタントの支援には、教育的な目的もあるため、不足情報を質問したり、なぜこのような情報が必要なのか説明したりすることが重要です。

■問題の本質はどこにあるのか、解決に向けての方針を検討

　Aさんの病状は終末期で予後も限られています。自宅での看取りも選択肢の1つであると考えます。

　家族は、Aさんに「これまでどおり、肺炎が治ったら治療を再開する」と説明し、このまま病院での看取りを希望しています。医師は「サポーティブな家族であり、家族の意向は患者にとって最善の選択である」と判断していますが、それは家族が考える善い選択であり、Aさんの意向を代弁しているかは不明です。

　自律尊重の原則、すなわち患者の自己決定を尊重するためには、意思決定能力が必要となります。Aさんにはせん妄が生じていますが「家に帰りたい」と意思表明ができており、意思決定できないとは判断できないでしょう。そのため、Aさんから病状認識や意向を確認し、意思決定能力の評価が必要です。

　一方で、せん妄が増悪しているときには、重要な意思決定は避けるべきです。現在、せん妄の直接因子と考えられる肺炎治療は継続していますが、Aさんは終末期せん妄の可能性もあり、その改善は難しいことが考えられます。

STEP 3 　倫理コンサルテーションの助言のポイント

　意思決定能力は、患者の個別能力だけではなく、意思決定支援者の支援力によって変化することから、Aさんの意思決定能力を最大限に引き出すための支援について助言しました。

　具体的には『高齢者のがん診療における意思決定支援の手引き』を提示し、まずは、せん妄の症状が軽減している時間帯に、繰り返し複数の医療者でAさんの病状認識や意向を確認することを提案しました。

コンサルテーションでは「プロセスの積み重ね」が重要

　その後の経過として、Aさんの「自分の病状を知りたい、怖いから1人では聴きたくない」「最期は家族と過ごしたい」という意向が確認できました。

　次の段階として、倫理カンファレンスでは、Aさん・家族の意向をくみ取り、精神的な負担に配慮した病状説明について検討しました。また、今後の療養の場に関しては、重要な意思決定となるため時間の経過とともに変化はないか、時間を置いて複数の医療者や家族で確認することを助言しました。

　Aさんは「今後、呼吸困難が増強したら鎮静を希望したい、鎮静した状態であっても最期は家ですごしたい」と意思表明されました。Aさんの意向に家族も同意され、Aさん・家族、医療者間で合意形成に至ったことから、次の段階として、在宅療養の調整へと舵を切っていくことになりました。

■一度の倫理コンサルテーションで、すべてが解決するわけではない

　倫理コンサルテーションでは、時間的な余裕がどの程度あるかにもよりますが、一度に多くのことを助言し進めるのではなく、いくつかのプロセスを積み重ねていくことが有効です。

　1つ1つプロセスを踏んでいくことによっ

て、不足している情報を確認・整理しながら方向性が検討できるため、プライマリチーム（依頼者）の達成感が得られやすいと考えます。各プロセスで特に検討した事項を図1にまとめます。

図1　Aさんの事例における意思決定支援のプロセス

| Aさんは真実を知りたいのだろうか？
意思決定能力の評価（せん妄の軽減時に繰り返し確認）
→「病状を知りたい」 | → | Aさんの希望することは？
精神的負担に配慮した病状説明、意向に変化はないか繰り返し確認
→「家に帰りたい」 | → | Aさんの希望を実現するためには？
在宅療養の実現が可能か、家族および多職種で検討
→在宅療養に向けて調整 |

関連する「ガイドラインや手引き」を活用する

　近年、さまざまな学会や厚生労働省などから、意思決定を支援するためのガイドラインが示されています。倫理的問題について相談を受けたときに備え、事前に関連するガイドライン

を確認しておくことが重要です。

　表4に一例を示しますので、各学会や厚生労働省の Web サイトを確認してください。

（今西優子）

表4　意思決定支援に関連する代表的なガイドラインや手引き

日本看護倫理学会	●身体拘束予防ガイドライン ●医療・看護を受ける高齢者の尊厳を守るためのガイドライン
日本緩和医療学会	●がん患者の治療抵抗性の苦痛と鎮静に関する基本的な考え方の手引き ●終末期がん患者の輸液療法に関するガイドライン
厚生労働省	●人生の最終段階における医療・ケアの決定プロセスに関するガイドライン ●認知症の人の日常生活・社会生活における意思決定支援ガイドライン

（2024 年 4 月現在）

引用文献

1）長尾式子：倫理コンサルテーション．浅井篤，高橋隆雄編，臨床倫理，丸善出版，東京，2012：23.

2）Larcher V, Slowther A.M., Watson A.R., Core competencies for clinical ethics committees. Clinical Medicine 2010：10（1）：30-33.

参考文献

1）堂囿俊彦編著：倫理コンサルテーションハンドブック．医歯薬出版，東京，2019：19-25.

2）国立がん研究センター先端医療開発センター精神腫瘍学分野：高齢者のがん診療における意思決定支援の手引き2020年3月．https://www.ncc.go.jp/jp/epoc/division/psycho_oncology/kashiwa/research_summary/050/isikettei_pnf.pdf（2024.4.24アクセス）.

倫理的感受性を高める

「日々のモヤモヤ」の多くは倫理的問題を内包している

倫理的感受性とは、「倫理的状況への遭遇体験に反応して感情が表れる主観的性質を持ち、倫理的問題への気づき、問題の明確な理解、問題に立ち向かおうとすることを総合した能力であり、対象者を中心とする医療者の役割への責任感が反映する」と定義されています[1]。

すなわち、倫理的感受性が高いということは、「何が倫理的問題なのかを抽出する」ことにとどまらず、「チームメンバーへの相談や提案などの行動を起こすこと」までが含まれている、というわけです。

「モヤモヤ」を放置せず、話し合う習慣をつくる

日々の業務のなかで、モヤモヤすることを語れる環境づくりを行うこと、そして、「倫理カンファレンスを根づかせること」が重要です。

臨床では既に多くのカンファレンスが定期的に開催されていますから、新たに倫理カンファレンスの日を設定するよりは、既存のカンファレンスのなかに倫理的な観点も含めて検討することのほうが、看護スタッフの負担感は少ないと考えます。

実は、本書のPART3で紹介した事例のなかにも、既存のカンファレンスのなかで倫理的な問題を検討した例が多く含まれています。

臨床につながる
ワンポイントアドバイス

例えば、業務が終わったときに「1日の振り返り」として、10分程度、小グループで振り返りの時間をもつのはいかがでしょうか。

誰かが感じているジレンマは、もしかしたら、他のスタッフもモヤモヤしていることかもしれません。これらの声を愚痴で終わらせないためにも「倫理カンファレンスで話し合ってみよう！」とつなげることで、建設的な考えや対応を検討できるのではないかと考えます。

■退院支援カンファレンスを活用した例

倫理カンファレンスで患者の最善について方向性を検討した後に、病院から在宅療養へと移行しているケースがいくつかありましたね（P.61、P.79 など）。

このことから「患者の意向を尊重しているだろうか」という倫理的観点も念頭に置いて、退院前カンファレンスを開催することができると考えます。退院前カンファレンスでは、これま

での意思決定のプロセス、そして「患者が大切にしていること」を病院 - 在宅側とで共有することによって、患者の意向をつないでいくことができます。

■栄養や身体拘束に関するカンファレンスを活用した例

同様に「食べることは生きること」の思いを支える場面での倫理的調整（P.67）や、患者の安全と自由の狭間で悩む場面での倫理的調整（P.79）のように、倫理的観点をもって既存の栄養や身体拘束に関するカンファレンスに取り組むことで、"患者が大切にしていること"をふまえた内容へと深まるものと考えます。

既存のカンファレンスをさらに充実させていくために明日からできることは、あなたの"患者が大切にしていることって何だろう？"という疑問や気づきをスタッフに問いかけることが重要なのだと考えます。

焦らず、みんなで取り組める環境をつくる

倫理カンファレンスを根づかせるには、仲間づくりも重要です。モヤモヤを語れる仲間を増やしながら、倫理カンファレンスを継続していきましょう。

"継続は力なり"です。この積み重ねが、看護の質の向上につながっていくものと考えます。

（今西優子）

引用文献

1）青柳優子：医療従事者の倫理的感受性の概念分析. 日看科会誌2016；36：27-33.

索引

今だからこそ知りたい
臨床で倫理的問題にどう向き合うか

2024年 6月3日　第1版第1刷発行

編　集　ウィリアムソン彰子

執　筆　神戸大学医学部附属病院看護部

発行者　有賀　洋文

発行所　株式会社 照林社
〒112-0002
東京都文京区小石川2丁目3-23
電　話　03-3815-4921（編集）
　　　　03-5689-7377（営業）
https://www.shorinsha.co.jp/

印刷所　広研印刷株式会社